DE LA MONOMANIE.

IMPRIMERIE DE W. REMQUET ET Cⁱᵉ,
Rue Garancière, 5, derrière Saint-Sulpice.

DE LA
MONOMANIE

considérée

SOUS LE RAPPORT

PSYCHOLOGIQUE, MÉDICAL ET LÉGAL

PAR

M. le Dr C^{ir} PINEL neveu,

CHEVALIER DE LA LÉGION D'HONNEUR,

Membre de la Société médico-psychologique, Directeur de la Maison de santé
du château de Saint-James, etc.

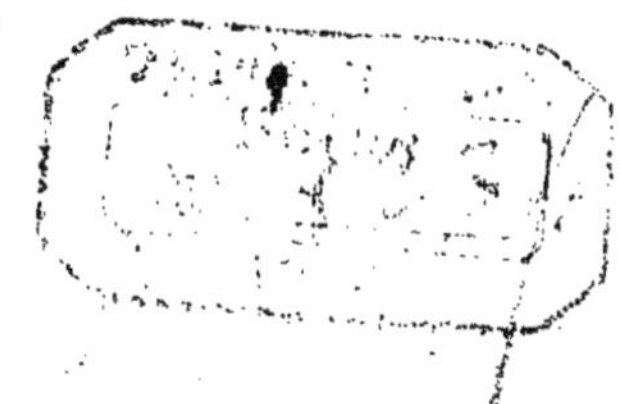

« Je m'en tiens rigoureusement à l'observation
qui apprend ce qu'il eût été même difficile de
soupçonner, savoir : qu'il peut y avoir une lésion
exclusive dans les idées reçues par des impressions
externes, dans la mémoire, l'imagination, le jugement, le sentiment de sa propre existence, l'impulsion de la volonté, et que ces lésions réunies en
plus ou moins grand nombre et avec divers degrés
d'intensité, forment une infinité de variétés. »
(PINEL. *Traité médico-philosophique sur
l'aliénation mentale*, p. 5.)

PARIS

LABÉ, ÉDITEUR, LIBRAIRE DE LA FACULTÉ DE MÉDECINE,
Place de l'École-de-Médecine.
1856.

Avant de publier le Mémoire que j'ai eu l'honneur de lire devant la Société médico-psychologique, et dont les conclusions ont paru dans le numéro de janvier 1854 des *Annales* du même nom, j'ai voulu attendre la fin de la discussion engagée au sein de cette Société savante.

Entré un des premiers dans cette lutte scientifique, je tenais à connaître les diverses opinions de mes honorables collègues, afin de modifier les miennes, s'il m'était démontré qu'elles n'étaient pas l'expression de la vérité.

J'ai écouté et lu avec une religieuse attention tout ce qui a été dit et écrit par les partisans et les adversaires de la doctrine des monomanies. Des discours remarquables à plus d'un titre ont été prononcés pour et contre cette doctrine, et cependant, il faut l'avouer, chacun est resté avec ses convictions, sans que les arguments et les raisons de ceux qui pensent différemment aient pu le faire changer de manière de voir. Pour mon compte, je suis aujourd'hui plus ferme que jamais dans mes idées, et je me félicite d'avoir soutenu de ma faible voix une cause plaidée avec tant de talent par de savants aliénistes, par des physiologistes et des philosophes d'un haut mérite.

S'il importe peu, pathologiquement parlant, que les monomanies existent ou n'existent pas, il n'en est pas de même lorsqu'on veut envisager l'aliénation mentale dans ses rapports avec la jurisprudence civile ou criminelle. C'est sous ce point de vue principalement que la doctrine des monomanies mérite un examen sérieux, et que la discussion qui a eu lieu dans la Société aura été utile.

Si les psychologues se sont entendus avec la majorité des médecins qui composent la Société quand il s'est agi d'admettre l'indépendance des facultés, et partant, la doctrine des folies partielles, il ne faut pas se dissimuler qu'un abîme immense les sépare dans l'appréciation des faits sous le rapport légal.

Si des travaux philosophiques importants, un talent distingué et quelques lectures d'ouvrages sur la folie pouvaient suppléer à des études cliniques, on pourrait certes avoir une grande confiance dans des opinions présentées et savamment soutenues. Mais tous les aliénistes de la Société ont été frappés comme moi du peu d'exactitude des idées que quelques-uns de nos honorables collègues se sont faites sur l'aliénation mentale partielle. La fréquentation des maisons d'aliénés pendant quelque temps aurait certainement pour effet de modifier puissamment leur jugement à cet égard.

Je dois constater que, si les médecins de la Société ont été en dissidence sur l'existence des monomanies, ils se sont mieux accordés et généralement rapprochés sur la question juridique.

Lorsque je lus, l'an dernier, ce Mémoire, je crus devoir retrancher quelques pages, afin de ne pas occuper trop longtemps l'attention de la Société qui voulait bien m'entendre; j'ai rétabli aujourd'hui les passages supprimés; j'y ai ajouté aussi les observations qui m'ont été suggérées par les discours de quelques-uns de nos collègues, et par la lecture des travaux de MM. Molinier, Renaudin, Falret, etc., qui ont été publiés depuis cette époque.

Je désire ardemment que cette publication puisse

mériter un accueil bienveillant de la part de ceux qui voudront bien la lire ; je serais heureux si elle contribuait à porter quelque lumière dans un sujet encore si obscur et si controversé.

DE

LA MONOMANIE

CONSIDÉRÉE SOUS LE RAPPORT

PSYCHOLOGIQUE, MÉDICAL ET LÉGAL.

Dans la séance du mois de juin 1853, M. le docteur Delasiauve a lu une Note fort intéressante sur la *Monomanie;* ce sujet, qui a été traité avec un rare talent par notre honorable collègue, a été mis à l'ordre du jour par la Société médico-psychologique.

Partisan de la doctrine des monomanies, je viens, à mon tour, dans la sphère de mon pouvoir, appuyer par quelques considérations son opinion, dont je diffère cependant sous certains rapports.

Dans les sciences, en général, et dans la médecine, en particulier, il existe une tendance à innover, à créer de nouveaux mots, de nouvelles classifications qui, bien que naturelle et fort louable, sans doute, lorsqu'elle est maintenue dans de justes bornes, n'en est pas moins cependant blâmable dès qu'elle dépasse les limites tracées par la nécessité.

Les médecins et les aliénistes surtout ne cèdent-ils pas

1

trop souvent à ce penchant à l'innovation qu'on pourrait considérer comme une espèce de monomanie quand il est poussé jusqu'à l'abus? N'est-il pas alors sans profit comme sans utilité pour l'art médical en en rendant l'étude plus pé- nible et plus aride?

Cette manière de voir ne nous est pas seulement person- nelle ; elle a été plus d'une fois émise dans l'antiquité comme de nos jours, et nous sommes heureux de voir que le savant professeur Andral l'a manifestée dans ses Leçons si pleines d'intérêt faites à l'École de médecine, et que le docteur Tar- tivel a publiées. Voici ce qu'il dit à cet égard en parlant des empiriques : « Ils acceptaient les mots reçus ; les plus insi- gnifiants étaient à leurs yeux les meilleurs, ils partageaient en cela le sentiment de Galien ; ils n'aimaient pas les mots nouveaux, et se posaient en adversaires ardents du néolo- gisme scientifique. A cette époque, des disputes assez vives s'étaient élevées touchant les véritables principes de la no- menclature en général. Voici un passage de Quintilien qui nous montre ces débats retentissant au sein des Écoles philosophiques comme au milieu des sectes médicales : « Servons-nous préférablement, dit-il, des mots reçus; on « ne crée pas impunément des expressions nouvelles; si « elles passent, l'inventeur en retire peu de gloire; si, au « contraire, elles sont rejetées, elles tombent au milieu des « sifflets du public. »

J'ajouterai au passage de Quintilien, cité par M. Andral, la phrase immédiatement suivante : « Cependant on peut « quelquefois en hasarder; car, comme dit Cicéron, ceux qui « d'abord ont paru durs s'adoucissent par l'usage; mais il ne « nous est point du tout permis de caractériser les choses par « de nouveaux noms. *Audendum tamen ; namque, ut Cicero* « *ait, etiam quæ primò dura visa sunt, usu molliuntur. Sed*

« *minimè nobis concessa est* ὀνοματοποιΐα (liv. V, t. I,
« p. 128). »

Il est difficile, peut-être impossible, de trouver des mots
qui puissent satisfaire tout le monde, quand il s'agit de désigner des états morbides protéiformes, souvent complexes,
mal définis, jugés et appréciés tantôt d'une manière et tantôt
de l'autre.

Si, pour mon compte, j'avais à proposer de nouveaux
termes, je me garderais d'aller en chercher les racines dans
les langues anciennes, et je choisirais peut-être des mots in-
signifiants, afin de ne pas encourir le reproche souvent mé-
rité d'employer des expressions impropres.

Je pense qu'il faut se garantir, autant que possible, de
cette néomanie, et faire en sorte d'être sobre de nouvelles
dénominations.

On critique le mot monomanie, mais ceux de manie, de
mélancolie, de folie, de délire, d'aliénation mentale, de phrénopathie, d'hypochondrie, d'oligomanie, etc., sont-ils irréprochables? Est-ce que manie ne veut pas dire fureur, et cependant l'on propose de remplacer le mot monomanie par
celui de *manie systématisée?* Comme si, d'ailleurs, la manie
n'existait pas quelquefois sans fureur.

Les anciens, si profonds observateurs, avaient employé
le terme de mélancolie parce qu'ils avaient remarqué que
ceux qui en étaient atteints avaient un tempérament bilieux,
qu'ils vomissaient de la bile noire et que les purgatifs, en les
en débarrassant, les guérissaient. Le mot atrabile était à peu
près synonyme de grande colère; car, disaient-ils, les mélancoliques sont très-irritables et très-irascibles.

« Les Grecs, dit Cœlius Aurelianus, en parlant de la
« mélancolie, lui ont donné ce nom parce que les malades
« vomissent souvent de la bile noire et non pas, comme

« beaucoup l'ont pensé , parce que cette dernière serait la
« cause où l'origine de cette maladie, ce qui est une erreur.
« Tullius et Virgile en parlant d'Hercule ont dit : *atram*
« *bilem* pour *altam iracundiam*. Les mélancoliques, en effet,
« sont toujours irascibles , tristes, et paraissent entièrement
« indifférents à tout plaisir.

 « Les sectateurs de Thémison et d'autres encore ont pré-
« tendu que la mélancolie était une espèce de fureur ; mais
« elle en diffère parce que, dans la mélancolie, c'est l'esto-
« mac qui souffre, tandis que dans les furieux, c'est la tête.
« *Differt autem, siquidem in istâ principaliter stomachus*
« *patitur, in furiosis verò caput* (édition de Haller, p. 91
« et 92, t. II). »

Selon Arétée, la mélancolie est une maladie apyrétique
caractérisée par une inquiétude et une anxiété de l'âme qui
est constamment fixée sur une seule pensée dont rien ne peut
la distraire ; cet auteur ajoute que cette affection lui paraît
être le commencement et une partie de la manie.

J'ai cité ces deux auteurs, dont on connaît trop peu les
travaux remarquables, pour rappeler ce qu'on entendait dans
l'antiquité par le mot mélancolie. A cette époque, comme de
nos jours , il y avait des opinions diverses ; mais ceux qui,
comme Arétée , pensaient que la mélancolie était une espèce
ou une partie de la manie, reconnaissaient qu'elle était caractérisée par la *fixité de l'esprit inquiet* sur une même pensée ;
pour eux, c'était un délire partiel et non pas général.

L'expression de folie vaut-elle mieux, et son étymologie
du latin barbare *follicia*, de *follis*, ballon plein de vent, auquel
on a comparé la tête des fous, ne devrait-elle pas être rayée
de nos vocabulaires, si l'usage ne l'avait pas consacrée ?

Que veut dire délire, sinon sortir du sillon, de la voie, *dé-*
railler sous le rapport du bon sens et de la raison, et cepen-

dant, malgré la trivialité de l'étymologie, on s'en sert tous les jours ?

Cette dénomination n'offre-t-elle pas plus d'un inconvénient dont le principal est de désigner des états morbides complétement différents tels que le délire fébrile, le délire nerveux, le délire symptomatique, qui ne sont point des affections mentales, et puis de porter de l'incertitude dans l'appréciation des caractères diagnostiques des diverses formes de la folie, surtout des monomanies ? Ainsi, quelques auteurs disent que certaines monomanies sont sans délire, et, plus loin, qu'il y en a toujours dans ces affections ; d'autres, que le délire consiste dans les actes et non dans les paroles qui sont raisonnables ; quelques-uns, qu'il est borné parfois aux sentiments et aux instincts, tandis que pour divers médecins il s'étend constamment à toutes les facultés mentales, etc.

C'est à Sauvages, je crois, qu'on doit la division du délire en général et en partiel, que Cullen avait reproduite et que notre savant maître, le docteur Ferrus, avait adoptée.

Malgré d'aussi imposantes autorités, je crois que le mot *délire* devrait être restreint à exprimer les désordres cérébraux ordinairement fébriles qui sont en dehors du cadre des aliénations.

Que dirai-je du terme de *phrénopathie* employé par l'honorable M. Guislain ? Il n'est ni plus mauvais, ni meilleur que les autres.

Ceux d'aliénation, de vésanie, de tristimanie, d'aménomanie, d'oligomanie, de polymanie, d'hypocondrie, de démence, de stupidité, etc., peuvent-ils échapper à un esprit de sévère critique ?

La conclusion où je veux en venir, c'est qu'il faut, quant à présent, conserver les mots que nous avons et faire en sorte de ne plus en inventer d'autres, à moins, comme je l'ai dit, qu'ils ne soient exempts de tout reproche.

Ne rayons donc pas les monomanies de nos nosographies, car il y aurait plus d'un désavantage à le faire.

Mais, de ce que je suis peu partisan en général des nomenclatures et des dénominations nouvelles, qui ne sont point appuyées sur des faits et des bases solides, s'ensuit-il pour cela que je sois l'ennemi du progrès et l'adversaire de toute innovation ? Ce serait se méprendre sur mes intentions, donner à mes paroles une portée qu'elles n'ont pas et méconnaître mon caractère; j'aime, au contraire, le progrès et j'ai foi dans l'avenir; tout marche, tout progresse dans la nature humaine, et il serait absurde d'ignorer ou de ne pas voir que les sciences, dans l'état de civilisation où nous sommes, suivent un mouvement ascensionnel. Tous les efforts donc qui tendent à les pousser en avant sont fort louables et je suis le premier à m'en féliciter.

Cependant, il est très-important de ne pas confondre ce que quelques esprits novateurs s'imaginent être du progrès avec ce qui l'est réellement. Croit-on faire avancer la science en inventant quelques mots plus ou moins sonores? Pense-t-on lui avoir fait faire un pas de plus quand on a changé les anciennes classifications pour en substituer de nouvelles, renversées tour à tour par celles qui leur succèdent? N'est-ce pas se faire illusion, par exemple, que de se persuader que les dénominations de folie à double forme et de folie circulaire puissent constituer un progrès? Je suis loin de blâmer absolument les essais de cette sorte, parce que le but en est louable, mais je dis qu'il faut prendre garde d'en abuser.

Je rends pleine justice à ceux de nos confrères qui ont tenté de le faire, car je comprends, comme eux, qu'une bonne classification et des dénominations irréprochables seraient infiniment profitables à ceux qui étudient la médecine mentale ; mais, c'est parce que je ne crois pas que dans l'état où se trouve cette dernière science les classifications puissent être faites comme cela serait à désirer, que je blâme ces essais infructueux et réitérés ; car, au lieu d'éclairer le sujet, on le rend plus obscur encore.

De nos jours, tout le monde est pressé d'écrire et d'inventer du nouveau, avant même d'avoir observé, pensé et réfléchi ; de là, des contradictions choquantes, des assertions erronées, des propositions sans fondement.

Ce qui fait que la plupart des classifications et des dénominations sont défectueuses, c'est qu'elles sont basées seulement sur les formes, les caractères, les phénomènes principaux que présente l'aliénation mentale sous le rapport psychique ; c'est qu'on n'a pu jusqu'à ce jour rattacher telle forme à telle lésion de l'encéphale, et qu'il a fallu s'en tenir aux désordres que manifestent les diverses facultés mentales.

S'il était possible de connaître le siége et la nature de la folie, si l'on parvenait à savoir les relations intimes qui existent entre le cerveau et les facultés psychiques ; si l'on pouvait démontrer ce qui appartient à l'un et ce qui est dû seulement aux autres ; s'il était donné de porter la lumière dans les éternels mystères de l'organisation psycho-cérébrale, alors on arriverait sans doute à classer avec fruit les divers troubles de la pensée. Jusqu'à ce moment, qui n'aura probablement jamais lieu, les classifications les plus simples seront les meilleures. Celles des anciens, de Cullen, de Pinel, d'Esquirol, de M. Ferrus, seront généralement adoptées par la plupart des aliénistes.

Pour résoudre la question des monomanies, on a dû naturellement se livrer à l'étude de la psychologie et comparer ensuite l'état normal des diverses facultés psychiques avec les différents états morbides qu'elles peuvent présenter ; malheureusement cette étude est loin d'avoir éclairé complétement un sujet resté encore fort obscur. Les divisions des facultés sont très-nombreuses, et chaque philosophe en a donné une classification particulière. Cependant, en jetant un coup d'œil rapide sur leur ensemble, on trouve qu'elles se divisent : 1° en facultés de l'intelligence ; 2° en facultés morales, affectives, sentiments ou inclinations.

N'est-il pas reconnu vrai que ces ordres ne sont pas également développés ? Ne voit-on pas tantôt un esprit très-cultivé, une intelligence supérieure avec un moral vicieux, avec des passions désordonnées, avec des penchants pervers, avec des instincts féroces (Lacenaire, par exemple) ? Ne remarque-t-on pas tantôt, au contraire, des gens à peu près sans jugement, dont la réflexion, les idées, l'imagination, la mémoire, sont nulles ou faibles, qui possèdent les plus belles qualités du cœur, et dont les bons sentiments font oublier ce qui leur manque du côté de l'intellect ? Les premiers sont souvent des voleurs, des escrocs, des faussaires, des assassins ; les seconds sont fréquemment leurs dupes ou leurs victimes.

Ne trouve-t-on pas des hommes qui n'ont aucune volonté, qui ne savent diriger ni leur personne, ni leur famille, dont le *moi* est d'une faiblesse extrême, qui obéissent, malgré eux, à l'impulsion d'autrui, tout en regrettant de le faire, ou qui cèdent aux instincts, aux penchants sans que leur volonté soit assez forte pour en contre-balancer la prépondérance ? Si l'on considère à part chaque ordre de facultés, ne s'aperçoit-on pas que telle ou telle faculté est bien loin d'égaler les autres, qu'elle fonctionne avec une infériorité marquée qui n'échappe à personne ?

Examinons l'intelligence. N'y a-t-il pas dans le monde des gens inattentifs, futiles, légers, incapables de suivre une idée, de faire un raisonnement; d'autres dont la réflexion est nulle; quelques-uns dont le jugement est faux; la mémoire n'est-elle pas infidèle ou très-affaiblie chez un grand nombre? L'imagination ne fait-elle pas défaut chez beaucoup de personnes? Ne peut-on pas avoir de jugement et avoir peu de mémoire, et *vice versâ*; être sans imagination et cependant posséder les autres facultés; jouir au contraire' d'une imagination brillante, et ne pas savoir se conduire, diriger fort mal ses affaires, ruiner sa famille faute de jugement?

Ce qui a lieu pour l'entendement se présente aussi pour le moral : telles facultés affectives, telles passions sont très-développées, fortement en jeu, tandis que telles autres n'existent pas ou sont à peine sensibles; ici l'honneur, la délicatesse, la vertu, sont portés à l'extrême; là l'infamie, l'improbité et le vice dominent sans réserve; chez les uns on remarque une absence complète ou une perversion du sens moral; chez les autres, au contraire, on aperçoit les plus nobles et les plus belles qualités du cœur. On rencontre chez le même homme tantôt la probité, l'honorabilité avec la haine, la vengeance, l'égoïsme; tantôt l'affection la plus vive, l'amour le plus tendre avec la jalousie et la colère; d'autres fois, des penchants génésiques violents avec la pudeur et la chasteté; en un mot, il peut arriver que des passions véhémentes soient à côté des meilleurs sentiments, que des inclinations d'une nature opposée se trouvent réunies chez la même personne, ou que les unes soient présentes alors que les autres font défaut.

Il n'est pas exact de dire que la colère, ou la jalousie, ou l'amour, ou toute autre passion doive nécessairement influer d'une façon fatale sur les autres passions et les entraîner dans les mêmes écarts, que tout sentiment mauvais ou pervers doive absolument anéantir ceux qui sont restés bons et honnêtes : cela peut avoir lieu à la longue ; mais, heureusement pour l'humanité, cette solidarité est loin d'être constante.

Si ce que nous venons de dire est vrai, si, dans l'état normal, quelques-unes des facultés de l'ordre intellectuel ou moral peuvent manquer, être affaiblies ou incomplètes, ou bien être exaltées, surexcitées ou perverties sans que, pour cela, les autres en éprouvent le moindre retentissement, sans qu'elles soient entraînées à éprouver le même sort, je dis qu'il doit probablement en être de même dans l'état pathologique.

Ne remarque-t-on pas d'ailleurs que quelques facultés, primitives ou non, peu importe, ont une activité énergique sous certains rapports, tandis qu'elles sont nulles ou très-peu développées sous d'autres? Ainsi, si l'on admet, comme l'ont fait des philosophes, que l'homme possède plusieurs facultés de la même nature, qu'il ait des jugements, des mémoires, des imaginations multiples, comme il a des sentiments, des inclinations, des passions, des instincts divers, on s'aperçoit facilement que le jugement est nul, faible ou faux presque constamment sur quelques points, et dans l'appréciation de certains faits ; que la mémoire est tantôt infidèle ou excellente pour les mots, tantôt pour les choses, parfois pour les lieux, les physionomies, et *vice versâ*.

Dans l'ouvrage *sur les Prisonniers*, notre respectable collègue, M. Ferrus, a fait ressortir les différences qui existent entre leurs facultés. Les uns, dit-il, sont d'une intelligence remarquable, mais d'une perversité incorrigible, et

cèdent sciemment aux incitations de leurs funestes instincts ;
d'autres sont vicieux, bornés et abrutis, indifférents pour la
honte et pour le bien ; la troisième catégorie est celle des
ineptes et des incapables. Quelques prisonniers ont des
sentiments affectifs très-développés.

Dans un examen fait sur les prisonniers de Bicêtre,
M. Ferrus et Spurzheim avaient remarqué en eux de bizarres coïncidences de bons et de mauvais penchants ; l'alliance des sentiments les plus pervers avec une certaine
bienveillance et une certaine sensibilité.

M. Ferrus fait observer que cette concordance de sentiments affectifs, avec une immoralité notoire et des habitudes
dépravées, n'est pas un fait nouveau.

La preuve, il me semble, que nos facultés psychiques
ne sont point solidaires les unes des autres, et qu'elles
jouissent, jusqu'à un certain point, d'une indépendance
spéciale à chacune d'elles, c'est qu'elles ne naissent, ne se
développent ni ne finissent ensemble, en même temps, mais
successivement.

« Il résulte de ce que nous avons dit, écrit M. Gerdy,
qu'à la naissance même on ne distingue, dans l'entendement,
que quelques facultés intellectuelles ; que les phénomènes
qui en sont les symptômes ne se manifestent qu'après le
développement des organes qui en sont le théâtre, et ne paraissent que successivement, comme toutes les facultés que
la physiologie fait connaître dans l'économie animale, à un
âge plus avancé. Le développement successif des facultés
de l'intelligence est donc lié à une loi générale pour toutes
les facultés de la vie. » (*Physiologie philosophique des sen-
sations*, p. 209.)

Si l'on compare les diverses races entre elles, on trouve
des différences dans les aptitudes et dans les intelligences

en raison des dispositions crâniennes, ou plutôt des proportions encéphaliques, et qui démontrent l'inégalité des facultés, leur développement ou la possibilité de leur développement chez celles qui sont le mieux favorisées, la faiblesse ou la nullité de ces mêmes facultés chez les peuples qui sont en bas de l'échelle sociale.

Dans la race caucasienne, chez laquelle la tête est généralement bien conformée, toutes les facultés peuvent se développer dans l'état normal, plus ou moins bien, mais toujours d'une façon inégale.

Ai-je besoin de répéter que les goûts, les passions, les facultés intellectuelles et morales sont inégalement répartis, non-seulement chez des individus différents, mais encore chez la même personne ?

Sans avoir une foi et une confiance absolues dans les idées et les théories de Gall, émises bien longtemps avant lui par des hommes d'un mérite incontestable, et entre autres par Albert le Grand et surtout par un savant auteur peu connu, Juan Huarte, dans son examen *De ingenios para las sciencias* (Cadix, 1652), et, plus tard, soutenues par des hommes comme Spurzheim, Broussais, Bouillaud, Voisin, etc., on doit cependant reconnaître qu'elles se rapprochent de la vérité, sinon dans les détails, du moins dans l'ensemble.

Qu'on mette de côté la partie problématique et ingénieuse de la théorie de Gall, relative aux protubérances du crâne correspondant à des éminences cérébrales qui indiquent le développement de telle ou telle faculté, on trouvera encore dans son ouvrage des choses bien remarquables, des faits curieux et pleins d'intérêt, des observations et des considérations qui ont contribué puissamment à éclairer l'anatomie et la physiologie de l'encéphale, et qui doivent, dans l'avenir, jeter peut-être un grand jour sur la question médico-psychologique qui nous occupe.

« N'est-il pas assez prouvé, a dit Broussais, que celui qui n'a pas de front n'a pas d'intelligence. » (*Cours de phrénologie*, p. 113.)

En effet, n'est-il pas généralement reconnu, depuis la plus haute antiquité, que le développement normal de la partie antérieure et supérieure du crâne constitue les dispositions les plus favorables pour le perfectionnement des facultés mentales ? En comparant les différentes têtes des Européens, des Indiens d'Asie, des Chinois, des Arabes de l'Afrique, des Maures, où l'intelligence prédomine généralement, avec les têtes des Éthiopiens, des Hottentots, des nouveaux Zélandais, et surtout des habitants de la Nouvelle-Hollande, chez lesquels les sentiments affectueux et principalement l'intelligence sont peu marqués et dominés par les instincts, on est obligé de convenir que les facultés de ces divers peuples tiennent aux dispositions organiques qui les caractérisent, et qui en font ou des hommes intelligents ou susceptibles de le devenir, ou bien des êtres d'une obtusion mentale complète, des espèces abruties, incapables de progresser, ne pouvant et ne sachant se diriger que par les instincts.

Les Éthiopiens, dit le professeur Bérard, offrent une infériorité incontestable au point de vue intellectuel et de la perfectibilité comparés aux Européens. Ils n'ont rien produit dans les arts, dans les sciences, dans la littérature qui puisse approcher de ces derniers, malgré les efforts philanthropiques de M. Schœlcher pour prouver le contraire ; ils semblent privés de la faculté d'initiative. Quelle différence avec les Polynésiens qui, depuis un demi-siècle seulement, ont reçu les bienfaits de la civilisation européenne dans la carrière de laquelle ils ont marché à pas de géant, tandis que presque toutes les peuplades nègres qui sont en contact avec les peuples civilisés depuis des siècles, sont restées à peu près stationnaires !

« Je n'ai examiné, ajoute le même physiologiste, que le côté intellectuel de leur psychologie. Au point de vue moral ou affectif, les différences disparaissent; ils sont, en général, affectueux, sensibles, reconnaissants, capables d'un dévouement héroïque, et doivent prendre place, comme nous, à titre d'êtres libres, dans la grande famille humaine (t. i, p. 411). »

Dans le type qu'on regarde comme le plus parfait, la face supérieure de la tête représente un ovale modérément allongé.

Le crâne de l'Éthiopien est considérablement aplati en travers.

Chez le nègre, la base du crâne forme une protubérance bombée, prolongée en bas dans le sens du diamètre vertical, tandis qu'elle est plate ou à peu près chez les Européens.

La prédominance animale est fort sensible chez les Éthiopiens, les nègres océaniens et les Australiens, qui présentent surtout la forme prognathe de Prichard.

Si l'on jette un coup d'œil sur la tête d'un habitant de la Nouvelle-Hollande, on est à se demander si ce n'est pas plutôt celle d'un animal que celle d'un homme ; la dépression de la partie antérieure est effrayante. D'après le docteur Hombron, le front est fuyant, le maxillaire supérieur énorme, les membres maigres, les pieds plats comme ceux des singes, le ventre flasque; le regard est celui de la brute.

Les Australiens n'ont nullement progressé ; ils n'ont pas

eu l'intelligence de se construire même des huttes pour s'abriter; ils n'ont aucune idée de l'agriculture; ils ne savent ni se servir des animaux domestiques ni les élever ; leur langage est très-borné. Le docteur Gaymard dit qu'ils n'ont point de lettres alphabétiques ni de langue écrite.

Cook et Dumont-Durville ont remarqué qu'ils passaient les nuits en plein air et sans vêtements, comme de véritables sauvages.

M. Bérard a examiné au Muséum une tête d'Australien. « Je n'ai jamais vu, écrit-il, de tête qui ressemblât plus que celle-ci à la tête de l'orang-outang. Les mâchoires font une saillie démesurée et convergent en un énorme museau armé de dents proclives ; le crâne est petit, le front fuyant, étroit entre les fosses temporales (p. 438). »

Cet aperçu général sur les diverses races démontre évidemment les rapports directs qui existent entre la manifestation d'un ordre de facultés et le développement de certaines parties de l'encéphale ; elles prouvent que l'absence ou la presque nullité de tel ordre de facultés est généralement en raison de la petitesse et du peu d'étendue d'une portion de l'organe cérébral (ceci est contredit par quelques physiologistes).

Chez les idiots auxquels certaines peuplades peuvent être comparées, on observe les mêmes choses, les mêmes faits, les mêmes relations entre les facultés mentales et les dispositions organiques de l'encéphale.

Quelle intelligence , quels sentiments affectueux remarque-t-on chez les idiots microcéphales que les instincts dirigent seuls ? Qu'on examine les prétendus Aztèques dont l'état d'idiotie est dû à un arrêt de développement primitif de l'encéphale, et l'on pourra se convaincre que les facultés supérieures manquent à peu près complétement chez eux.

Les idiots le plus mal favorisés du côté cérébral sont-ils susceptibles d'acquérir quelques connaissances ? Ne sont-ils pas inférieurs aux animaux les plus immondes, et ne sont-ils pas destinés à consumer leur triste existence dans la nullité psychique la plus entière ? Il en est qui n'ont pas même les instincts de la brute.

Un peu au-dessus, on en trouve qui sont éducables et doués de quelques aptitudes, de certaines facultés, mais manquant absolument du plus grand nombre. Quelle éducation, d'ailleurs, peut-on leur donner ? Va-t-elle, pour quelques-uns, au-dessus de celle d'un chien ou d'un perroquet ?

Mais de ce qu'on n'obtient que peu ou même rien chez quelques idiots, il ne s'ensuit pas qu'il faille abandonner ces malheureux à leur sort, et ne pas tenter de leur procurer une éducation physique et morale aussi grande que possible. Il en est d'ailleurs chez lesquels les efforts faits en leur faveur sont couronnés de quelques succès ; chez le plus grand nombre on peut, avec de la persévérance, développer sinon de l'intelligence, du moins quelques facultés affectives, modérer les mauvais instincts en favorisant les bons, les amener à des soins de propreté, à faire des exercices corporels, etc., qui contribuent à prolonger leur existence.

Sous ces divers rapports on ne saurait trop louer les travaux de MM. Ferrus, Voisin, Belhomme, Delasiauve et Séguin.

J'ai depuis longtemps sous les yeux deux idiots ; l'un est à peu près dépourvu de facultés intellectuelles et morales, et n'a que des instincts égoïstes ; l'autre est doué de facultés affectives assez étendues, d'une intelligence très-obtuse avec des instincts fort prononcés. La tête du premier est aplatie dans le sens vertical, et d'une petite dimension ; la partie postérieure est très-peu développée ; les organes génitaux sont rudimentaires, et ont toujours été dans l'inertie la plus entière ; il n'y a rien dans l'intellect, rien dans le moral ; on n'a jamais pu lui apprendre la moindre chose, ni lui faire aimer personne. Il faut l'habiller et le déshabiller comme un enfant. Lorsqu'il mange, il jette les morceaux dans sa bouche et les avale sans les mâcher convenablement ; il n'aurait jamais l'idée de s'arrêter et mangerait continuellement si on lui laissait des aliments.

La tête du second présente un front bas et rétréci, mais les parties supérieure et postérieure sont assez bien développées ; il a fait quelques progrès ; il sait un peu lire, écrire et compter ; il est bon, reconnaissant, affectueux, il aime sa famille ; les organes génésiques sont volumineux ; il se livre à la masturbation.

Ils appartiennent tous les deux à des familles riches qui ont dépensé considérablement pour les faire instruire ; le premier a 40 ans, le second 30 ans.

Ce qui se passe dans quelques races, ce qui a lieu exceptionnellement chez certains individus appartenant à celles qui sont le mieux organisées ; ce que l'on observe chez les crétins et les idiots, ne tend-il pas à prouver que les facultés psychiques naissent successivement, et non simultanément ; que les unes peuvent exister et les autres manquer ; qu'elles sont, par conséquent, indépendantes ou isolées, que le développement de ces facultés est relatif au développement de certaines grandes divisions de l'encéphale, et principalement des lobes et des circonvolutions, et en raison de l'éducation physique et morale ? Cette opinion est combattue, je le sais, par des physiologistes éminents ; je suis loin de défendre les localisations particulières de Gall ; mais je défends les grandes localisations appuyées non sur des expériences sur les

animaux vivants , mais sur l'examen des races, des crétins,
des idiots, des aliénés.

Je n'ignore pas que les expériences de M. Flourens, de
Leuret, de MM. Lélut, Lafargue, sont loin d'être conformes
à ma manière de voir ; mais la science n'a pas encore dit
son dernier mot dans des questions aussi difficiles, et il peut
être permis d'avoir une opinion contraire, ou d'être dans un
doute toujours prudent en pareille occasion.

M. Bouillaud ne partage pas les idées de ces savants, et
M. Longet discute et ne se prononce pas d'une manière for-
melle. Cependant voici ce que dit ce physiologiste distingué :
« Chez l'homme les qualités morales les plus nobles et les
facultés de comparer des impressions , de former des jugements, d'associer des idées, d'exprimer des souvenirs, s'af-
faiblissent ou disparaissent avec les lésions graves de l'encéphale : la simple compression de ce viscère produit un état
d'hébétude qui cesse avec cette compression elle-même ; le
développement de l'intelligence et des aptitudes morales suit
pas à pas, dans l'enfance , l'évolution et le perfectionnement
de la masse encéphalique ; un arrêt de développement, une
mauvaise conformation de cette masse suffisent pour occa-
sionner l'imbécillité ou l'idiotisme.... Mais à quoi bon
accumuler des preuves pour établir que l'encéphale tient
sous sa dépendance les phénomènes intellectuels et affectifs ? N'est-ce pas là une vérité généralement admise
(p. 247) ? »

Si le système de localisation comme l'entendait Gall n'est
pas appuyé jusqu'à présent sur des fondements solides, si
celui des grandes localisations est encore controversé, et
s'il est mis en doute par certains physiologistes, on ne peut
s'empêcher d'avouer que l'anatomie humaine, l'anatomie
comparée, les vivisections, la physiologie, l'anatomie mor-

bide et la pathologie ont, au moins, démontré à tous ceux qui s'en sont occupés : 1° que l'encéphale est un organe à fonctions multiples ; 2° qu'il devient de plus en plus volumineux à mesure qu'on s'élève depuis les poissons jusqu'à l'homme ; 3° que ce sont les lobes cérébraux surtout qui se développent et que les facultés intellectuelles sont en raison de ce développement (M. Lélut a trouvé que l'encéphale est, en général, plus pesant chez les hommes intelligents); 4° qu'en tenant compte du volume, de la complexité de structure et de l'augmentation de superficie du cerveau on peut établir un parallèle d'une certaine valeur entre la prééminence des facultés intellectuelles et la prépondérance des lobes cérébraux ; qu'en général, d'après l'observation de Desmoulins, et, malgré quelques objections de Leuret, la présence ou l'absence des circonvolutions cérébrales doit avoir, comme condition organique, une étroite liaison avec le développement de l'intelligence.

« Chez les idiots, dit M. Longet, à part les hémisphères cérébraux, les autres parties de l'encéphale sont ordinairement bien conformées ; autre preuve que c'est bien, en effet, dans ces hémisphères qu'il faut surtout chercher le siége des facultés supérieures de l'âme (p. 251). »

« Les observations de pathologie mentale, écrit encore ce savant physiologiste, démontrent que l'homme peut perdre tantôt une faculté, tantôt une autre, toutes les autres demeurant intactes : il est difficile d'admettre que les conclusions de Flourens, qui ne reconnaît qu'un seul siége pour les facultés, soient applicables à l'homme (p. 254). »

Toutefois, M. Longet reconnaît que les diverses portions des lobes cérébraux sont parfois solidaires dans l'accomplissement des actes intellectuels et moraux ; il trouve le problème difficile à résoudre.

2.

« Une observation qui a été faite, dit M. Andral, et qui prouve que les facultés intellectuelles ne sont pas liées les unes aux autres, c'est que l'on voit des fous qui peuvent se livrer à quelque talent qu'ils ont possédé avant de tomber en démence. On en voit qui font de la musique, d'autres qui dessinent, d'autres qui jouent aux échecs, aux dames, au billard. (*Pathologie interne*, t. III, p. 216.) »

Il y a dans tous les établissements, et nous avons sous les yeux des malades atteints de diverses formes d'aliénation qui comportent évidemment l'intégrité de certaines facultés intellectuelles ; car ils se livrent à des travaux qui demandent tantôt une grande attention, une réflexion soutenue, un goût assez délicat, une imagination plus ou moins étendue, une mémoire fort grande ; tantôt un jugement sain, un discernement particulier, une aptitude peu commune ; les uns écrivent avec une pureté, une élégance et une érudition surprenantes, avec un bon sens, une sagesse, un choix d'expressions, qui sont loin de dénoter l'altération des facultés psychiques ; ils causent de leurs affaires, de leurs intérêts, d'une manière si raisonnable et si logique qu'il est facile de se méprendre sur leur véritable situation mentale. Quelques-uns parlent avec une facilité, une élocution, une dialectique, un calme et une tranquillité qui en imposent complétement aux personnes peu versées dans l'étude des maladies de l'esprit ; d'autres composent, font des écrits, des vers, de la musique, de la peinture que les hommes doués de la meilleure raison ne désavoueraient pas. Comment admettre dans ces cas si fréquents, et que tout le monde peut vérifier, la solidarité des facultés de l'âme, et comment se refuser à voir que dans quelques aliénations mentales, l'intégrité de la plupart ou d'un certain nombre des facultés intellectuelles puisse être douteuse, alors qu'une ou plusieurs d'entre elles sont profondément lésées ?

Esquirol, en poursuivant l'idée de Pinel, qui avait divisé la mélancolie en deux formes : l'une oppressive, l'autre expansive, avait été amené à créer le mot monomanie pour désigner plus particulièrement cette dernière.

Il aurait été désirable que ce savant aliéniste eût fait usage d'une logique plus sévère dans l'exposé de sa doctrine sur les monomanies.

Esquirol avait établi d'abord un genre de folie partielle qu'il désignait sous le nom de monomanie ; il la divisait : 1° en monomanie proprement dite ayant pour caractère un délire partiel et une passion excitante ou gaie ; 2° en monomanie caractérisée aussi par un délire circonscrit, mais par une passion triste et oppressive à laquelle il avait imposé le terme de lypémanie ou mélancolie.

Pour lui, la monomanie et la lypémanie étaient des affections cérébrales chroniques, sans fièvre, caractérisées par une lésion partielle de l'intelligence, des affections, ou de la volonté ; il la désignait sous la dénomination : 1° de monomanie intellectuelle ; 2° de monomanie affective (manie raisonnante) ; 3° de monomanie sans délire ou instinctive, suivant qu'elle atteignait l'intelligence, les affections, ou les instincts.

Il admet que dans la monomanie affective il n'y a point de délire, que l'entendement est sain, parfois plus actif et plus lucide ; et, dans un autre endroit, il dit que l'intelligence est plus ou moins en défaut, plus ou moins lésée dans toute monomanie.

Il est évident qu'il y a dans les expressions de l'auteur un manque de précision et des contradictions regrettables qui tiennent surtout au sujet qu'il avait à traiter.

Esquirol a voulu dire que dans les monomanies affectives

le jugement était plus ou moins faussé, que les appréciations n'étaient point exactes ; que les conséquences n'étaient point rigoureuses dans la limite restreinte de l'aliénation partielle, tandis qu'il conserve l'intégrité, l'énergie et la puissance désirables en dehors de cette altération circonscrite.

« Le délire, écrit Georget, est quelquefois tellement borné, et l'intelligence est tellement libre sous presque tous les rapports, que le malade peut paraître sain d'esprit tant qu'il ne dirige pas son attention vers l'objet sur lequel il déraisonne. Ce fait est surtout remarquable lorsque le malade, sachant que ses idées, qu'il croit vraies, passent pour ridicules, et peuvent lui nuire dans l'esprit des personnes qui l'observent, conserve assez d'empire sur lui pour les dissimuler. (*Diction. de médecine* en 21 vol., 1re édit., article *Folie*, p. 233.)

« On rencontre, dit le docteur Leuret, quelques aliénés dont les actions et les paroles sont pleines de raison, et qui ne délirent que dans leurs écrits ; d'autres qui ont grand soin de cacher celles de leurs idées qu'on leur a dit être folles ou qui entendent des voix auxquelles eux-mêmes ne reconnaissent aucune réalité, etc., etc.

« Ainsi l'opinion que l'on se forme en visitant une maison d'aliénés, c'est que la folie consiste aussi bien dans l'aberration de toutes les facultés de l'entendement sur un ou plusieurs objets que dans la lésion isolée d'une de ces facultés ; c'est que la perception, le jugement, l'imagination, la volonté, pourront être altérés séparément ou tout à la fois ; c'est qu'enfin l'altération des facultés affectives, des sentiments moraux peut être assez grave pour constituer la folie, sans que l'intelligence soit dérangée. » (*Ann. d'hyg.*, 1829, t. I.)

M. le docteur Guislain admet les différentes monomanies à peu près de la même manière que les auteurs dont je viens de parler.

Les divisions d'Esquirol ont été généralement adoptées. Quelques médecins cependant ont nié l'existence des monomanies ou ont soutenu qu'elles étaient très-rares.

Le docteur Foville dit n'avoir rencontré que deux cas de monomanie à l'état le plus simple ; il n'en nie pas absolument l'existence, puisqu'il les a admises dans sa classification ; la rareté de ces maladies ne prouverait d'ailleurs rien contre l'opinion d'Esquirol.

M. Falret, on le sait, est l'adversaire le plus ardent des monomanies, contre l'existence desquelles il s'est élevé depuis longtemps dans ses cours cliniques à la Salpêtrière. Il a même déclaré, en pleine Académie, qu'il portait le défi qu'on pût lui en montrer un seul exemple.

L'autorité d'un aliéniste aussi distingué est certainement d'un grand poids; mais enfin il peut être permis de penser autrement et d'être encore de l'avis des anciens, de Pinel et d'Esquirol.

M. Falret appelle les partisans des monomanies sur le champ de l'observation clinique; ils sont tout- disposés à l'y suivre, car, ils cherchent, comme lui, la vérité, et-ils ne demandent pas mieux qu'il puisse leur prouver qu'elle est de son côté. On doit regretter cependant que M. Falret n'ait pas pris part à la discussion qui a occupé pendant plus d'une année la Société médico-psychologique; peut-être sa grande expérience, son habileté et son talent à défendre une manière de voir qu'il croit juste, auraient-ils pu gagner plus d'un aliéniste à sa cause. Dans tous les cas, ses arguments auraient été appréciés par des hommes compétents; ses adversaires auraient eu la facilité de répondre, et il serait probablement sorti de ces débats quelques jets de lumière propres à éclairer les médecins indécis et dont l'opinion n'est pas encore formée.

M. Falret ne veut plus entendre parler du mot monomanie qu'il désirerait remplacer par celui d'oligomanie. M. Renaudin pense, au contraire, que l'expression d'Esquirol doit être conservée, et il rejette celle de délire partiel qu'admet le premier. En allant au fond des choses et en examinant sans prévention les raisonnements de MM. Falret et Renaudin, en faveur de la non-existence des monomanies telles qu'on les comprend en général, on voit que c'est purement une question de mots qui les préoccupe plutôt qu'une question de principes. En effet, si ces honorables médecins n'admettent pas la monomanie limitée seulement à une idée ou à un sentiment, ils conviennent, l'un, que l'aliénation est partielle, et l'autre, que la monomanie est un *délire spécial, non partiel*, dont le *type* est *variable*. Ils prétendent que, dans *tous les cas*, la lésion s'étend toujours plus ou moins à toutes les facultés dont leurs adversaires ne savent pas, disent-ils, distinguer l'altération, en la bornant à une ou à quelques-unes ; ils les accusent aussi de faire jouer à l'idée et au sentiment un rôle primitif, tandis qu'il n'est que secondaire, d'avoir négligé de tenir compte des phénomènes primordiaux, et laissé dans l'oubli ou dans l'ombre, faute d'une bonne observation, des signes caractéristiques qui prouvent que le mal est étendu aux divers ordres de facultés et nullement circonscrit.

J'avoue que je ne comprends pas trop ce que ces estimables collègues veulent dire en avançant que l'aliénation que l'un dit être partielle et l'autre monomaniaque, est, en même temps, générale ou généralisée dans tous les cas. De deux choses l'une, ou l'insanité est bornée, partielle, et alors, évidemment, le trouble ne s'étend pas à tous les ordres de facultés, ou bien elle est générale, ne respecte aucun de ces ordres, et, dès lors, on ne saurait, sans confusion et sans manque de logique, la désigner sous l'expression de partielle ou de monomanie.

Mais, en vérité, en examinant de près et de sang-froid les prétentions des adversaires de la doctrine des monomanies, on est forcément amené à reconnaître que le litige soulevé n'est qu'une pure logomachie. La différence qu'il y a entre eux et nous n'est pas aussi grande qu'ils ont l'air de le dire. Avec un peu de bonne volonté de part et d'autre, je crois qu'il serait facile de s'entendre.

Que disent donc ceux qui croient à la réalité des monomanies, des folies, des aliénations ou des délires partiels, car ces mots expriment la même chose? Qu'un des caractères principaux de ces affections, c'est la limitation, c'est la circonscription de l'insanité; c'est la fixité de l'esprit sur une pensée ou une idée, ou sur une série très-restreinte d'idées ou d'objets; c'est la concentration de l'attention sur un ou quelques sujets en petit nombre et de la même nature, soit qu'elles résultent d'une conception insensée, soit qu'elles reconnaissent pour cause une illusion ou une hallucination, soit qu'elles proviennent d'un ou plusieurs sentiments malades, d'un raisonnement vicieux, d'une imagination déréglée, d'une passion désordonnée, soit qu'elles naissent d'un trouble morbide de la sensibilité générale, soit enfin qu'elles tiennent à une lésion de la volonté.

Peu importe que l'idée prédominante et délirante soit un phénomène primitif ou secondaire, qu'elle soit occasionnée par l'altération de tel ou tel ordre de facultés, par le désordre d'une ou plusieurs de ces dernières; qu'elle ait été précédée ou qu'elle soit suivie, à une époque plus ou moins rapprochée, d'autres phénomènes, ce n'est pas la question. Ce qu'il est important, avant tout, de savoir pour trancher celle des monomanies, c'est s'il y a, oui ou non, des aliénés qui présentent , pendant un temps plus ou moins long , l'aspect d'hommes raisonnables , qui en imposent, presque toujours , non-seulement aux gens du monde , mais encore aux magistrats , aux médecins peu versés dans l'étude des affections mentales, et parfois à ceux qui s'en sont occupés d'une manière spéciale ; c'est de savoir si ces malades , en dehors d'une ou de quelques idées insensées qui les absorbent, ne sont pas capables quelquefois , sinon souvent, d'agir, de se conduire, de converser, d'écrire, de raisonner, de juger, de discerner de façon à faire croire qu'ils sont sains d'esprit, soit qu'on ne touche pas ou qu'on évite de toucher leur *corde délirante*, soit qu'ils cherchent à donner le change et à dissimuler la ou les conceptions folles auxquelles ils sont en proie ; c'est de savoir si les caractères du délire partiel ou de la monomanie , qu'il soit oppressif ou expansif, ne sont pas tellement tranchés qu'on ne saurait les confondre avec ceux du délire général dont ils diffèrent essentiellement ; c'est de savoir si le diagnostic de ce dernier n'est pas ordinairement facile ; si, au contraire, celui du premier ne peut pas, dans quelques circonstances, présenter du doute et laisser les experts dans l'incertitude ; c'est de savoir si, dans la monomanie et malgré toutes les apparences de l'intégrité de la raison, la liberté morale n'est pas profondément atteinte, de manière que le monomaniaque n'étant plus maître de sa volonté, agit irrésistiblement, quoique, dans certains cas, avec conscience et discernement.

Les adversaires de la doctrine des monomanies s'imaginent que ceux qui la soutiennent ne voient que très-superficiellement, et ne savent pas reconnaître le *fond maladif sur lequel se développent et se perpétuent les idées prédominantes*. M. Falret résume cet état général par les mots d'expansion et de dépression ; il suppose gratuitement qu'on n'a pas su le constater ; mais je n'ai qu'à renvoyer M. Falret aux ouvrages de Pinel, d'Esquirol et de tous les médecins qui ont écrit sur la folie ; il y verra qu'aucun d'eux n'a négligé de le mentionner, qu'aucun d'eux n'a restreint l'étude de la monomanie à une idée ou à un seul sentiment : ils ont avancé, je crois, avec raison, et contrairement à son opinion, que cette idée ou ce sentiment, ou cette série d'idées était souvent le point de départ, le phénomène initial, culminant d'où pouvaient s'irradier d'autres phénomènes ; que, dans les premiers temps, et pendant une durée assez longue, c'était cette idée ou ce sentiment qui prédominait de manière à tenir l'esprit sous sa dépendance, tout en le laissant libre cependant lorsqu'on venait à le porter sur un autre objet. Soutenir absolument que toujours cette idée délirante ou ce sentiment morbide est dû au fond maladif dont parle M. Falret, c'est avancer, au moins, une hypothèse, si ce n'est une erreur.

Sous l'influence d'une illusion ou d'une hallucination, d'une sensation dans les voies gastriques, d'une saveur âcre, d'une odeur forte, à la vue d'une poudre blanche, d'un livre ouvert à l'article d'une substance vénéneuse, l'idée de poison ou d'empoisonnement survient parfois subitement ; l'audition d'un sermon où la damnation et l'enfer sont peints sous des couleurs effrayantes, en frappant l'imagination des personnes crédules et timorées, les porte à croire qu'elles sont perdues et damnées ; la nouvelle d'une révolution ou d'une persécution politique, la perte d'un procès, une spéculation hasardeuse, des revers de fortune, en excitant une vive perplexité, engendrent l'idée d'espions, de gendarmes, d'arrestation, de cachots, de ruine, de misère ; la mort inattendue d'un objet chéri, d'un proche tendrement aimé, en plongeant dans la douleur la plus profonde, conduit à la pensée du meurtre ou du suicide qui dure quelquefois des années avant qu'on y succombe ; des paroles imprudentes, une conduite légère et irréfléchie, provoquent l'idée de trahison, le soupçon le plus affreux dont les conséquences peuvent devenir fatales ; la lecture des romans, des conversations sentimentales, la fréquentation d'un sexe différent, des images voluptueuses, en exaltant l'imagination, sont l'origine d'idées fixes qui peuvent produire l'érotomanie ; en lisant un livre de médecine, ou en entendant la description d'une maladie dans un cours, on se figure qu'on est atteint d'une affection grave ou mortelle. Cette pensée absorbe tous les instants, elle est prédominante et continuellement à l'esprit, malgré les plus grands efforts pour la chasser. N'est-elle pas le germe de la monomanie hypochondriaque ? L'idée exclusive de revoir la patrie absente n'est-elle pas le prélude de la monomanie nostalgique ?

Dans la plupart des circonstances dont je viens de parler, et dans bien d'autres que je pourrais citer, le premier phénomène qui se montre, qui se manifeste, qui va en grandissant, c'est l'*idée* d'empoisonnement, de suicide, d'homicide, de damnation, de misère, de ruine, de mort, d'amour, de volupté, de crainte de maladie, du pays absent. Nier ce fait initial qui est le premier signe par lequel se dessine fréquemment et non toujours la monomanie, c'est nier l'évidence, c'est fermer les yeux à la lumière.

Cette conception fixe et morbide et contre laquelle viennent se briser souvent tous les efforts et tous les raisonnements, surtout s'il y a une prédisposition héréditaire, préoccupe presque exclusivement et entraîne, dans un temps indéterminé, un désordre plus ou moins notable dans les autres facultés. Je dis que, dans ces circonstances, le *fond maladif* dont parle M. Falret, et qu'il désigne comme étant toujours préexistant, est parfois, on vient de le voir, secondaire et consécutif à l'idée fixe et délirante qui, dans d'autres, mais non constamment, en est seulement l'expression symptomatique. Je n'ai pas l'espérance de faire partager mon opinion à mon savant confrère; cependant, il me permettra de lui citer quelques observations d'un auteur dont il ne saurait méconnaître ni l'importance ni le haut mérite. Ces observations, si je ne me trompe, sont de nature à confirmer ma manière de voir. J'ouvre le livre de *l'Hypochondrie et du Suicide*, et voici ce que je lis à la page 355, 20ᵉ observation, dont je transcris quelques passages :

« *Mélancolie suicide produite par la seule persuasion d'une prédisposition héréditaire.* — Une femme, à dix-neuf ans, apprit qu'un oncle du *côté paternel* s'était donné volontairement la mort ; cette découverte l'affligea beaucoup ; elle avait ouï-dire que la folie était héréditaire, et *l'idée qu'elle pourrait un jour tomber dans ce triste état usurpa bientôt toute son attention. Cette idée* l'obséda *pendant deux ans* environ. Ce ne fut qu'après ce temps, à la mort volontaire de son prétendu père qu'elle crut avoir *le sang corrompu*, et que le délire devint général après une tentative de submersion. »

Dans la 10ᵉ observation : *Suicide précédé d'homicide par suite de jalousie*, aucun signe de délire, aucun des phénomènes qui caractérisent le fond maladif ne sont rapportés par M. Falret. Le malade soutint qu'il était dans *son bon sens* ; qu'il avait tué sa femme parce qu'elle le méritait. La médecine légale invoquée, décida qu'il était atteint d'une véritable aliénation mentale ; il fut renvoyé comme insensé, et placé dans un asile où il se tua quelque temps après ; une lettre écrite avant sa mort n'attestait rien de déraisonnable. S'il ne s'était pas donné la mort après avoir tué sa femme, c'est que, disait-il, il avait mieux aimé la recevoir des mains du bourreau.

Lisez aussi la 4ᵉ observation d'un jeune médecin qui se tua parce qu'on avait critiqué un ouvrage qu'il avait fait sur la mélancolie.

Dans ces observations, la mélancolie suicide n'avait été nullement précédée du trouble général dont a parlé M. Falret ; il faut le croire ainsi, car il n'en dit pas un mot.

Voyez enfin la propre observation de M. Falret : « Pendant plusieurs années, j'ai été tourmenté de la crainte d'être phthisique ; cette *malheureuse idée* s'était introduite dans mon esprit en 1810 pendant une leçon de Baumès sur la phthisie pulmonaire (p. 389). »

Dans un ouvrage de M. Brierre de Boismont la doctrine des monomanies n'est pas mise en doute : « La monomanie, dit-il, consiste dans un dérangement de l'esprit qui peut porter *sur un vice partiel du jugement*, sur une aberration de la sensibilité physique, sur une lésion des qualités affectives, des sentiments instinctifs. Hors de ce désordre, les individus sentent, raisonnent, agissent comme tout le monde. (*Bibliothèque du médecin-praticien*, p. 488.)

Aujourd'hui M. Brierre ne partage plus la même opinion. Admettant l'unité des facultés psychiques, il a cherché à démontrer qu'elles étaient, à l'état normal, solidaires les unes des autres, et à prouver que les hommes dont certaines passions étaient fortement en jeu, en ressentaient les effets au physique, au moral et dans l'intelligence. A ce sujet il a cité l'exemple de Léopold Robert, de Rembrandt et de Molière.

Ces exemples sont-ils aussi probants que paraît le croire

M. Brierre? D'abord il est très-contestable et très-contesté
que le peintre des moissonneurs se soit donné la mort dans
l'égarement d'un désespoir amoureux. Les meilleurs biogra-
phes , au contraire , et M. Lenormant entre autres , disent
que Léopold Robert , dont la mélancolie suicide , du reste,
était héréditaire , se coupa la gorge par découragement et
non par amour.

Rembrandt était devenu d'une avarice excessive, il est
vrai ; mais cette passion n'avait eu aucune influence sur ses
facultés affectives et intellectuelles, qui étaient restées intactes jusqu'à sa mort. Quant à notre immortel Molière, les
galanteries de sa femme , qu'il avait le tort de trop aimer,
avaient éveillé justement sa jalousie, mais cette passion ,
malgré qu'elle fût violente et eût amené chez lui une teinte
mélancolique, n'avait jamais altéré la brillante supériorité
de son esprit, ni troublé un instant les belles qualités de son
cœur généreux et compatissant ; homme de génie , auteur
dramatique inimitable, comédien plein de verve, de grâce et
d'entrain, citoyen et sujet dévoué, mais, gardant une dignité
fière ; ami et confrère excellent ; charitable , affable , doué
des meilleurs sentiments, aimé de tous ceux qui l'appro-
chaient, admiré du public, tel fut Molière jusqu'à sa dernière
heure. Où voit-on les effets de sa jalousie, où trouve-t-on
les conséquences de la solidarité des facultés?

Notre honorable confrère a parlé ensuite d'une dame de sa
maison de santé, atteinte d'un délire partiel qui, pendant les
premiers mois de son séjour, présenta une lucidité complète ;
ce ne fut que dans le courant du troisième mois qu'on remar-
qua un trouble évident des facultés morales et intellectuelles.

Que prouve ce fait ? sinon l'existence d'un dérangement
mental tellement circonscrit qu'on ne peut en saisir les caractères dans les premiers temps, malgré que M. Brierre fût

bien convaincu de l'état d'aliénation de cette malade. Il établit ensuite, ce qui n'est contesté par personne, que la folie, d'abord limitée au trouble d'une ou d'un petit nombre de facultés, peut s'étendre à d'autres dans un temps plus ou moins long, et provoquer ainsi des phénomènes tels qu'elle ne soit plus douteuse même pour des personnes étrangères à la médecine.

« Un magistrat se croit perdu pour une mauvaise action; encore faut-il le presser de près pour lui arracher cet aveu; sur tout le reste, il est *d'une raison parfaite;* il plaisante même parfois de *son idée,* s'occupe de tout ce qui peut le distraire et l'instruire. »

« Nous avons donné, il y a peu de temps, continue le même médecin, des soins à un monsieur très-riche qui n'a qu'une *seule idée fixe,* celle de se croire ruiné, et dont la conversation n'exprime pas le plus léger désordre (p. 488). »

« Quelques mélancoliques ont le sentiment de leur état, et il y a très-certainement *une mélancolie sans délire;* ceux qui sont tourmentés *de cette maladie* s'aperçoivent bien qu'ils déraisonnent (p. 500). »

« *L'irrésistibilité de certains actes, leur spontanéité, l'impuissance de la volonté, sont des faits incontestables.* Dans quelques cas, ces malades ne présentent aucune *altération appréciable de l'intelligence ou des affections:* ils sont poussés par un *instinct aveugle,* par quelque chose *d'indéfinissable, par une puissance irrésistible.* »

M. Brierre a eu dans son établissement un propriétaire aisé, homme fort religieux, d'une austérité de principes incontestable, qui avait voulu tuer sa femme et sa fille. Jamais on ne *lui a entendu dire une parole déraisonnable* (p. 514).

Ces citations sont suffisantes pour démontrer que l'auteur du 9e volume de la *Bibliothèque du médecin-praticien,*

M. Brierre de Boismont, adoptait, en 1849, la doctrine des monomanies à peu près à la manière d'Esquirol, et qu'il n'était pas, par conséquent, très-éloigné, à cette époque, des idées émises par MM. Baillarger, Delasiauve et autres partisans des monomanies dont il combat aujourd'hui l'opinion.

M. le docteur Morel, dont les travaux sont remarquables sous plus d'un rapport, a repris l'opinion de MM. Falret et Foville et l'a soutenue avec un grand talent. Imbu des idées philosophiques de l'Allemagne, il rejette celles des psychologues qui ne veulent pas en reconnaître la certitude et l'importance; il combat la doctrine de Condillac et proclame les progrès faits à notre époque par la psychologie.

Je ne demanderais pas mieux que de me ranger de l'avis de M. Morel; mais j'avoue que jusqu'à ce jour mon esprit n'a pu saisir les théories tant soit peu nébuleuses de la philosophie germanique. Si Condillac et son école étaient dans l'erreur (sur quoi je n'ai pas à me prononcer), ils avaient au moins l'avantage de parler un langage qui était compris par tout le monde.

Je voudrais reconnaître aussi que la psychologie a fait de grands progrès; mais en vérité en savons-nous plus aujourd'hui que du temps de Platon, d'Aristote, de Descartes, de Leibnitz, de Locke, de Condillac, de Reid et de Kant? Les travaux éminents des Laromiguière, des Maine de Biran, des Bonald, des Cousin, des Gall, des Damiron, des Gerdy, des Buchez, des Garnier et de tant d'autres ont-ils tellement élucidé les questions psychiques qu'on puisse croire enfin avoir trouvé la vérité?

Ne sommes-nous plus destinés à être ballottés entre les divers systèmes, entre Aristote et Malebranche, entre Spinosa et Pascal? Devons-nous espérer que les idées nouvelles et fort ingénieuses, sans doute, du docteur Morel ou plutôt de son ami, M. Maurin, sur l'union intime de l'âme et du corps, seront adoptées?

Th. Jouffroy n'aurait-il pas eu raison en disant que la philosophie est une science qui se cherche encore, et dont l'idée même n'est pas arrêtée (*Préface*, trad. Reid., p. 5)?

« On est forcé de reconnaître, dit le docteur Morel, qu'entre l'âme et le corps il existe primordialement non pas un rapport *fortuit*, *accidentel*, *passager*, mais une relation *radicale*, *permanente*, *substantielle*, de telle sorte que, dans leur union ils forment non pas deux individus, mais un *seul*. En d'autres termes, l'âme n'agit pas sur le corps comme sur un être qui lui est étranger, comme le pilote agit sur le navire, par exemple. Outre ce rapport d'action et de réaction réciproque, il y a un rapport plus intime qui fonde le premier, et qui, des deux vies physiologique et psychologique, fait une seule et même vie (t. i, p. 210). »

Quoique cette opinion soit appuyée sur de grandes autorités, on comprendra facilement que je ne cherche pas à discuter une question qui me paraît devoir être probablement toujours insoluble, malgré les efforts si louables et le mérite si incontestable de mon savant confrère. M. le docteur Morel combat plus loin l'existence de la monomanie, et il conclut, on le pense bien, que cette existence ne peut être compatible avec les progrès des sciences médico-psychologiques et médico-légales. « Si la monomanie, dit cet aliéniste, comme la comprennent Pinel et Esquirol, constitue un délire exclusivement relatif à une idée, n'est-il pas évident qu'on devra la regarder comme un mal moins profond et moins étendu que la manie, et, par conséquent, d'une guérison plus sûre aussi bien que plus facile? Or, Pinel et Esquirol, d'accord avec l'expérience, nous apprennent que c'est précisément le contraire qui arrive (p. 413). »

Je dirai, à mon tour, à M. Morel : Si la monomanie est une manie, comme vous le prétendez, pourquoi ne présente-t-elle pas autant de chances de guérison que cette dernière? Cette différence dans la curabilité que vous invoquez en votre faveur, est une preuve contre votre manière de voir; car, si ce que j'appelle monomanie avec la plupart des aliénistes, est une *manie systématisée*, comme vous le voulez, c'est-à-dire la seconde forme de la manie, il est évident qu'elle doit guérir aussi souvent que celle-ci; que les symptômes, la marche, le diagnostic, le pronostic, la terminaison et le traitement doivent être les mêmes. Si, par contre, mon opinion est juste, ces deux genres de folie doivent offrir des dissemblances sous ces divers rapports.

En effet, avec un peu d'attention il est impossible de ne pas être frappé de l'énorme différence qui existe entre le délire général et le délire partiel. Ai-je besoin de la signaler? Il suffit de dire qu'on n'a pas besoin d'être médecin pour reconnaître l'état de folie des maniaques, en général, tandis que certains délires partiels sont, au contraire, très-difficiles à diagnostiquer. Si Socrate, Démocrite, Diogène, Paracelse, Van-Helmont, Le Tasse, sainte Thérèse, Pascal, J.-J. Rousseau, Zimmermann, etc., étaient aliénés, pourrait-on soutenir qu'ils avaient un délire général; les ouvrages qu'ils ont laissés à la postérité, ou les actes qui les ont rendus célèbres, ne prouvent-ils pas qu'une partie de leur intelligence était seule lésée, que le plus grand nombre de leurs facultés étaient intactes, et qu'ils étaient affectés d'une véritable monomanie?

Les hommes les plus expérimentés ne peuvent pas quelquefois constater la moindre trace apparente de folie ni dans les paroles et les idées qui sont parfaitement cohérentes, ni dans les sentiments qui ne paraissent point altérés, ni dans

3.

les actes, la physionomie, le maintien, qui sont actuellement semblables à ceux des gens raisonnables.

M. Ferrus, chargé par la justice de constater l'état mental d'un malade de mon établissement, était venu fréquemment pendant six mois environ, sans pouvoir faire son rapport. Pendant ses visites longtemps prolongées, ce monomane s'était comporté de manière à faire douter s'il était ou non aliéné; il répondait à toutes les questions avec une lucidité parfaite, ou bien il éludait avec adresse, esprit et politesse celles qui pouvaient l'embarrasser. Sa contenance, ses gestes, sa physionomie, sa mise, n'offraient rien d'anormal. M. Ferrus avait essayé de tous les moyens pour découvrir les traces de son délire partiel; des piéges lui avaient été tendus; on l'avait fait causer, sans qu'il se doutât de la présence de notre honorable confrère dans une pièce voisine d'où il pouvait tout entendre. M. Ferrus lui avait fait prendre un biscuit trempé dans un verre de vin dans lequel on avait mis du sucre en poudre en lui disant que sa femme le lui avait envoyé; rien n'avait pu déceler l'existence d'une ou plusieurs idées délirantes, et cependant ce malade était un monomaniaque qui avait tenté de tuer sa femme et de se suicider après; il croyait, depuis le procès de Mme Lafarge, que sa femme l'avait empoisonné, et cherchait à le faire encore; il pensait que le linge de corps envoyé par elle contenait des substances toxiques, de l'arsenic et de la belladone; qu'il l'avait surprise lisant la matière médicale de Barbier, que son médecin lui avait prêtée secrètement; que souvent son lit était couvert d'une poudre métallique. A part cette idée fixe qu'il n'émettait pas toujours, qu'il faisait connaître avec réserve et à certaines personnes seulement, qu'il dissimulait avec habileté, la niant au plus grand nombre, même, sui-

vant les jours, à ceux à qui il l'avait confiée, principalement
s'il y avait des témoins, il parlait et agissait d'une manière
raisonnable.

Ce fut seulement quelque temps après son entrée dans
ma maison qu'il me fit la confidence de ses convictions insensées qu'il désavoua plus tard en présence de M. Ferrus.

Ce monomaniaque est le même malade dont M. Baillarger
a rapporté une partie de l'histoire dans son article *sur la
Monomanie;* je l'ai vu, il y a quelques mois, à Bicêtre,
dans le service du docteur Voisin. Il est aujourd'hui en démence.

Si un homme aussi profondément versé dans la connaissance des maladies mentales n'a pu, pendant six mois, découvrir le moindre signe apparent de trouble intellectuel et
moral chez un malade en proie, depuis plusieurs années, à
une idée délirante qui l'avait porté à un acte d'homicide et
de suicide, il faut bien avouer que certaines folies, qu'on les
désigne sous un nom ou sous un autre, sont tellement circonscrites, tellement limitées, si faciles à dissimuler, si peu
appréciables, qu'on ne saurait en établir le diagnostic et se
prononcer avec certitude qu'après avoir longtemps examiné
ceux qui en sont atteints.

Si l'un des premiers aliénistes de notre époque a pu être
dans le doute pendant quelques mois sur l'état mental de
ce monomane, que serait-il arrivé s'il eût été interrogé par
des personnes étrangères à la médecine mentale?

Si, au lieu d'avoir à examiner un individu affecté de monomanie, M. Ferrus eût eu à interroger un maniaque ou un
dément, un paralytique général aliéné ou un idiot, peut-on
croire qu'il eût eu besoin de faire même une seconde visite
pour rédiger son rapport?

Si la guérison de la monomanie est plus rare que celle de la manie, la raison nous en paraît toute simple. Le délire maniaque, reconnu d'ordinaire dès les premiers moments de sa manifestation, est traité immédiatement, et, dans la plupart des cas, dans un asile, tandis que la monomanie, méconnue presque toujours à son origine, est soignée tardivement, et bien plus rarement dans une maison spéciale.

Ai-je besoin de faire ressortir les conséquences qui découlent des considérations précédentes ?

On dit : Le délire monomaniaque, quand il existe ou paraît exister, dure peu de temps et tend à se généraliser. Nous convenons que les choses se passent ainsi dans beaucoup de cas ; cela prouve seulement que l'aliénation mentale s'est étendue, qu'elle a fait des progrès, ou bien, ce qui a lieu souvent, qu'elle a changé de forme. Il arrive cependant que la forme monomaniaque persiste longtemps et toute la vie avec les caractères qui lui sont propres, c'est-à-dire avec un délire limité à quelques idées, avec une lésion de certaines facultés, les autres restant intactes.

J'ai chez moi, depuis plus de vingt ans, le marquis X.... qui est devenu monomaniaque, il y a environ trente ans : sa folie partielle n'a pas fait le moindre progrès, et consiste surtout à se croire destiné au trône d'Angleterre.

La fille d'un peintre distingué, mort dans un état de démence sénile, et dont le mari a succombé aux suites d'une folie avec paralysie générale, est atteinte, depuis vingt ans, d'une lypémanie intermittente avec des intervalles d'une lucidité parfaite ; elle est dans mon établissement depuis bientôt quinze ans, sans que la forme de la maladie ait changé ; ce sont toujours les mêmes idées délirantes ; on lui en veut, on cherche à lui faire du mal, etc.

Un homme de lettres distingué, atteint d'une monomanie très-circonscrite avec hallucinations, a vécu pendant vingt ans sans que sa maladie ait fait des progrès; il croyait qu'à l'aide du magnétisme on desséchait son cerveau. Durant son séjour de plusieurs années dans ma maison de santé, il avait composé un ouvrage; sa conversation était parfaitement sensée, tant qu'on ne parlait pas de magnétisme et de quelques hommes puissants, ses anciens amis.

Rien d'extraordinaire à ce que les facultés malades réagissent dans un temps plus ou moins long sur celles qui sont restées saines, lorsque le traitement est insuffisant pour arrêter les progrès du mal. Ne sait-on pas que toutes les formes de la folie, lorsqu'elles ne guérissent pas, ont une tendance à passer à la démence, c'est-à-dire à l'affaiblissement et à l'anéantissement, d'une manière successive, des diverses facultés morales et intellectuelles ?

M. Bariod, dans sa *Thèse inaugurale* (*Études critiques sur les monomanies instinctives*, 1852), a soutenu les idées de M. Morel; il a discuté les diverses observations des partisans de la doctrine des monomanies et les a jugées à son point de vue.

Le docteur Delasiauve pense que la monomanie consiste simplement dans une lésion de l'ordre sentimental, et qu'elle a son point de départ dans les sentiments, dans les affections, dans les instincts.

Il n'admet pas, comme on le voit, la monomanie intellectuelle d'Esquirol, reconnue par le plus grand nombre des aliénistes, et entre autres par M. Baillarger.

M. Delasiauve n'est-il pas trop exclusif, et de ce que les affections, les sentiments, les passions, les instincts jouent un rôle très-important dans la plupart des monomanies, qu'ils sont fréquemment l'origine du délire partiel, s'ensuit-il, pour cela, que l'intelligence ne soit point, parfois, seule lésée, sans réaction obligée sur le moral? Qu'est donc l'aliénation partielle perceptive dont il fait une espèce? N'est-ce pas la monomanie intellectuelle d'Esquirol?

On pourrait rapporter des exemples nombreux où la lésion était purement intellectuelle et circonscrite à l'entendement ou à une partie de l'entendement. Socrate, Mahomet, Luther, Jeanne d'Arc, etc., n'étaient-ils pas dans ce cas? Le fou du Pirée, et le noble habitant d'Argos dont parle Horace (*Ép.* 2, liv. II), n'étaient-ils pas atteints d'une monomanie intellectuelle?

M. Baillarger (*Annales*, 1846) pense que la lésion de l'attention n'est point la lésion principale dans la monomanie. « Le monomane, dit-il, ressemble plutôt à l'homme qui rêve qu'à celui qui médite profondément. »

M. Foville compare, au contraire, l'imperturbable fixité d'attention de certains monomaniaques à celle que l'on pourrait supposer à Newton appliqué à la solution d'un grand problème.

Depuis l'antiquité jusqu'à nos jours, on avait considéré la mélancolie comme une aliénation partielle. M. Baillarger, dans une Note insérée dans le *Moniteur des Hôpitaux*, vient d'essayer de prouver que la mélancolie est un délire avec lésion générale de l'intelligence: Je ne comprends pas qu'un homme aussi éclairé en pathologie mentale ait pu avancer et soutenir une assertion que l'expérience de tous les jours est loin de confirmer. M. Baillarger n'a voulu voir, sans doute, la mélancolie qu'à un degré avancé, et non dans ses caractères primitifs et initiaux, car, sans cela, il aurait facilement reconnu qu'en dehors d'une ou plusieurs conceptions délirantes tristes, oppressives, d'un ou d'un petit nombre d'objets sur lequel l'attention est constamment fixée d'une manière pénible, douloureuse, exclusive, les malades peuvent, dans le plus grand nombre des cas, raisonner juste, répondre sans incohérence, écrire avec lucidité.

Je pourrais citer un grand nombre d'exemples de malades en proie à la plus noire mélancolie dont le délire était partiel.

J'ai sous les yeux actuellement un aliéné affecté d'une lypémanie profonde. Il se croit perdu, ruiné, abandonné de Dieu, condamné à des peines éternelles, coupable envers sa famille et ses amis, etc. Cependant, en dehors de ses conceptions délirantes oppressives, il écrit et parle d'une manière sensée; il a même la conscience de son état maladif, mais il n'a pas la force et l'énergie suffisantes pour surmonter sa tristesse. « Si je pouvais penser comme vous, me dit-il, je serais heureux; mais je suis accablé par des idées sinistres auxquelles je ne puis m'empêcher de croire; j'aimerais mieux être fou complétement que d'avoir conservé mon intelligence sur la plupart des sujets. Si les pensées qui m'obsédent venaient à disparaître, je serais comme par le passé. »

J'ai été consulté, il y a quelques jours, par un Anglais atteint de lypémanie, qui me racontait que sa maladie avait commencé par l'*idée fixe et constante* d'avoir quitté Florence. Cette pensée l'a occupé exclusivement pendant plusieurs mois, sans que les efforts de sa volonté, les conseils de sa famille et de ses amis aient pu l'en distraire. Cependant il avoue que *cette idée est absurde* et *sans fondement*, puisqu'il est parfaitement bien installé à Paris avec tous ses proches, et qu'il jouit de tous les éléments du bonheur. Aujourd'hui, d'autres regrets sont venus s'ajouter au premier; il se désole, il se tourmente nuit et jour; il a des idées de suicide et d'homicide; il craint d'y succomber, de tuer sa femme qu'il aime tendrement; il connaît toute la gravité de son état; il sent qu'il n'est plus maître de sa volonté, et qu'il est sur le point de perdre tout à fait la tête, si l'on n'arrête pas les progrès du mal. Depuis une huitaine de jours, il éprouve, vers le matin, une excitation nerveuse pendant laquelle il n'est plus libre de se conduire et de parler raisonnablement; il apprécie sa position avec une intelligence complète, et cause avec une lucidité parfaite : il dirige toutes ses affaires; ses domestiques ignorent entièrement son état, qu'il cherche à dissimuuler à tous les étrangers.

Il y a une quinzaine d'années, M. X.... est venu demander mes conseils : il m'a dit qu'il était atteint d'une noire mélancolie, et m'a avoué, les larmes aux yeux, qu'il a été souvent tenté de tuer sa femme et ses enfants qu'il chérit. Il est venu, l'an dernier, réclamer mes soins dans ma maison de santé. Jamais je ne lui ai entendu dire ni vu faire une chose insensée : ses facultés affectives sont profondément altérées; il est, sans cesse, tourmenté par les idées les plus sinistres de suicide et d'homicide, et c'est pour s'y soustraire qu'il est venu se confier à moi.

M...., ingénieur des ponts-et-chaussées, est venu me consulter, il y a quelques mois, sur son état mental. « Je suis marié depuis six mois, m'a-t-il dit, avec madame ici présente, qui mérite, sous tous les rapports, mon attachement et mon estime; mais, depuis le jour de mon mariage, je suis, sans cesse, tourmenté par l'*idée* que je n'aurais pas dû me marier, et que j'ai fait une sottise en quittant le célibat; je suis poursuivi continuellement par cette malheureuse *idée*, qui ne me laisse pas un instant de repos ni nuit ni jour; tous les efforts de ma volonté ont été jusqu'à présent inutiles pour vaincre cette fatale pensée que rien cependant ne justifie : depuis cet instant, j'ai perdu le sommeil, l'appétit, le goût de tout plaisir, et je ne puis me livrer à aucun travail. Je sens que, si je parvenais à la chasser, je serais, à l'instant, comme par le passé. Si elle doit persister, j'ai la conviction que je me brûlerai la cervelle, ou que je deviendrai, dans peu, complétement fou, etc.; etc. »

Je rends hommage au caractère honorable et aux talents distingués des médecins qui ont voulu saper les fondements de la doctrine des monomanies ; je me plais à reconnaître les efforts qu'ils ont faits pour détruire ce qui, dans leurs convictions, est une erreur. Ils ont cru non-seulement rendre un service à la science, mais encore être utiles aux aliénés : je crains bien qu'ils ne se soient trompés sous ce dernier rapport surtout.

Lorsqu'on veut détruire une doctrine établie sur des observations cliniques et créée par des hommes d'une grande valeur scientifique, d'une probité non contestée, il faut prouver que les faits rapportés sont faux ou inexacts, ou non probants, et que ceux qu'on présente en opposition sont de nature à persuader tout le monde ; or, je ne sache pas que cela ait été fait de façon à lever tous les doutes.

Les travaux de Pinel, d'Esquirol, de Georget, de Marc, de M. Ferrus et de tant d'autres aliénistes fort recommandables, ont sauvé, il faut le proclamer bien haut, un grand nombre de malheureux monomanes qui, sans eux, auraient porté la tête sur l'échafaud, ou gémiraient peut-être encore chargés de fer sur la paille humide des cachots , ou sur le banc des galères.

Que les disciples de Pinel aient exagéré les faits , qu'ils aient méconnu certains désordres qui accompagnent souvent les délires partiels; qu'ils aient vu trop fréquemment des monomanies pures là où il y avait un délire plus étendu , cela est probable , et je veux bien en convenir; mais dire qu'ils se sont toujours trompés, qu'ils ont mal vu, mal jugé, mal apprécié les faits, c'est cette supposition que je repousse de toutes mes forces, parce qu'elle ne me paraît pas être l'expression de la vérité.

La doctrine des monomanies, créée ou renouvelée par Pinel et Esquirol, a eu l'avantage inappréciable d'attirer l'attention des familles et de l'autorité administrative sur des individus qu'on laissait libres au milieu de la société, errants ou vagabonds, parce qu'on ne les supposait pas aliénés, ou pas assez pour être isolés; elle a eu surtout l'immense avantage d'éclairer les juges et de leur faire comprendre ce qu'ils savaient peu ou point jusqu'alors, qu'il y a des aliénés sans délire appréciable, ou avec un délire très-limité, chez lesquels on trouve tous les signes ou les apparences de la raison la plus saine, d'autres dont les sentiments seuls sont altérés, dont la volonté est affaiblie ou nulle, dont les passions, les instincts et les penchants sont pervertis, qui, par conséquent, ne peuvent être responsables de leurs actions. Eh bien! ce sont ces idées si justes, si vraies, si morales et si humaines, dont la portée devait être si profitable aux insensés, que Pinel et ses disciples ont fait prévaloir dans l'esprit de la magistrature.

Cependant ces idées, qui ont été généralement acceptées par tous les magistrats éclairés, ne seront-elles pas mises de nouveau en doute, lorsqu'on apprendra que les médecins aliénistes ne sont plus d'accord à ce sujet? N'est-il pas à craindre qu'il en soit ainsi en voyant d'un côté les partisans de la doctrine de Pinel et d'Esquirol continuant à déclarer qu'il y a des délires très-partiels, des monomanies sans délire, des folies instinctives dont le diagnostic est souvent extrêmement difficile, dont les signes fugaces ou peu sensibles échappent parfois à l'attention et à la sagacité des hommes les plus versés dans l'étude des infirmités mentales; et, d'un autre côté, des médecins non moins honorables, placés à la tête d'établissements considérables d'aliénés, qui viennent affirmer que les monomanies sont des rêveries, des espèces de mythes; que les délires partiels et limités aux désordres d'une ou d'un petit nombre de facultés seulement n'ont jamais existé que dans l'imagination des partisans de cette doctrine; que les anciens, Pinel, Esquirol et la plupart des médecins aliénistes de nos jours se sont fait et se font encore une complète illusion à cet égard?

Dans cet état de choses, et avec des opinions si opposées et si contradictoires, il est évident que les jurisconsultes, les magistrats, les jurés ne sauront plus que penser, et se demanderont de quel côté se trouve la vérité.

Qui sera victime, en définitive, de ces tergiversations médicales, si ce n'est les aliénés, et, par contre, leurs familles? N'est-il pas vrai que les juges ne voudront reconnaître comme fous que ceux qui offriront des troubles manifestes dans les divers ordres de facultés, et surtout dans l'intelligence, dont tout le monde est ou se croit plus ou moins apte à constater les désordres? Il me semble que la doctrine des adversaires des monomanies est non-seulement mal fondée au point de vue de la psychologie morbide; mais qu'elle est fort grave au point de vue légal, car il ne s'agit pas seulement d'affirmer que les signes différents qui tendent à caractériser les monomanies ou délires partiels, sont parfaitement appréciables en tout temps et chez tous les malades, il est important de le démontrer aux jurés, aux magistrats si l'on veut les convaincre. Dès le moment qu'on avance qu'il y a toujours des caractères patents, positifs, visibles d'une altération de l'intellect, ils ont le droit d'exiger la preuve et la démonstration plausibles de pareilles assertions, et de dire : Montrez-nous tout d'abord que le délire, l'incohérence des idées, le défaut de discernement, de jugement, etc., existent chez les monomanes dont nous devons apprécier les actes. Je serais heureux si mes adversaires pouvaient être à même de faire cette démonstration que je crois difficile dans certains cas.

Il me reste à dire quelques mots sur l'état des monomaniaques envisagés sous le rapport individuel, sous celui de la famille, de la société et de la justice civile ou criminelle.

Je ne puis pas entrer dans l'examen approfondi que mériteraient ces diverses circonstances ; elles demanderaient des développements trop étendus pour être traitées d'une manière convenable ; je laisse ce travail à des hommes plus exercés et plus capables. Je me permettrai seulement de présenter quelques considérations générales sur ce sujet.

Longtemps la justice a cru pouvoir se passer des médecins dans les procès civils ou criminels, lorsqu'il s'agissait de décider si tels ou tels actes avaient été commis pendant un état d'insanité.

Aujourd'hui l'importance de leur intervention est généralement reconnue, et une réaction commence à avoir lieu dans les rangs les plus éclairés de la magistrature en faveur de la médecine mentale.

Un magistrat d'Amiens, M. Sacase, dont le nom a été rappelé par l'honorable M. Brierre, a publié une brochure pleine d'intérêt, de savoir et d'érudition (*De la folie consi-dérée dans ses rapports avec la capacité civile*). « Malgré de sérieux essais, dit M. Sacase, notre littérature juridique ne possède pas encore un traité complet de psychologie légale, en d'autres termes un livre qui contienne l'application des règles du droit civil aux désordres de la volonté ; c'est aux organes de la médecine qu'est naturellement dévolue la tâche sinon de l'écrire, au moins d'en disposer les matériaux. Les causes qui, pendant longtemps, ont pu ajourner l'alliance de la médecine et de la jurisprudence sur le terrain d'une ma-ladie que chacune d'elles a besoin de connaître, mais que la science judiciaire ne peut s'assimiler entièrement avec les procédés qui lui sont propres, ont cessé depuis que Pinel a clos le règne de l'empirisme. Les conquêtes de la médecine mentale se sont, en effet, étendues sous l'impulsion de ce grand médecin, qui fut aussi un illustre penseur, et la philosophie, de son côté, ne leur a pas refusé la lumière. Le moment est donc venu, pour les médecins spécialistes, d'enrichir la théorie médico-légale d'un de ces monuments qui rallient tous les suffrages en éclairant toutes les convictions (p. 5 et 6). »

M. Sacase dit un peu plus loin que c'est au médecin que revient la tâche de porter la lumière de l'analyse et de l'ob-servation dans le labyrinthe d'une intelligence troublée et que l'office du législateur et du jurisconsulte est d'accueillir les résultats de l'expérience médicale, et de se conformer aux décisions des hommes de science ; mais il ajoute que tant que la médecine mentale sera incertaine, et qu'elle ne sera pas arrivée au terme de ses évolutions et de ses recher-ches, il ne faudra pas s'attendre à voir les tribunaux leur faire le sacrifice de leurs hésitations et de leurs doutes.

Un grand nombre de monomaniaques, on le sait, jouissent non-seulement de la liberté , mais encore des droits civils ;

ils ont, par conséquent, la possibilité d'agir au gré de leurs désirs, sous l'influence de leurs penchants, de leurs passions, de leurs idées délirantes, avec une conscience plus ou moins complète de leurs actes, avec une liberté morale plus ou moins étendue : leur manière de vivre, leur conduite excentrique, leur bizarrerie, attirent peu l'attention des familles et du public indifférent ; ce n'est qu'au bout d'un temps plus ou moins long, lorsqu'ils ont compromis leur fortune, qu'ils ont fait des actions d'une moralité équivoque, qu'ils se sont livrés à tous les désordres, à tous les excès, à tous les abus, aux passions les plus insensées, et, en dernière analyse au suicide, à l'homicide, ou à tout autre attentat, ou bien qu'ils ont fait des donations, des testaments ou autres actes civils nullement motivés, qu'on ouvre enfin les yeux sur leur état morbide et qu'on prend des mesures tardives envers eux.

Ces faits deviennent plus graves encore en mettant en jeu la fortune, l'honneur, la réputation, la vie même des parents.

La société au milieu de laquelle vivent ces malades, n'est-elle pas aussi exposée dans les personnes et dans les propriétés ? Combien de vols, d'incendies, d'attentats aux mœurs, d'homicides ne commettent-ils pas, et qu'on aurait pu prévenir par des moyens efficaces employés en temps opportun ?

Si les familles, plus dégagées de préjugés, moins égoïstes, moins insouciantes, ou mieux éclairées sur l'état de leurs proches malades, les faisaient soigner en temps convenable, si l'autorité municipale remplissait son devoir en les surveillant et en ordonnant leur séquestration à propos, il est indubitable que les actes dont j'ai parlé seraient beaucoup plus rares et que la justice n'aurait pas besoin d'intervenir aussi souvent.

C'est une question bien grave, bien épineuse et très-difficile, celle que la justice est appelée à résoudre, quand il s'agit de déterminer si l'acte de tel ou tel individu a eu lieu dans un état de raison ou d'insanité.

« Aux actions des hommes insensés, écrit Montaigne, nous voyons combien proprement s'advient la folie, avec les plus vigoureuses opérations de notre âme. Qui ne sait combien est imperceptible le voisinage d'entre la folie avec les gaillardes élévations d'un esprit libre, et les effects d'une vertu suprême et extraordinaire (Montaigne, liv. II, p. 433)?

« Il est quelquefois difficile, a dit l'illustre d'Aguesseau, de marquer exactement les limites presque imperceptibles qui séparent la folie de la sagesse.

« Où cesse la passion portée au plus haut degré et où commence le délire, où encore l'altération de la volonté; en d'autres mots, quelles sont les limites où la raison cesse, et où la folie commence (Marc, t. I, p. 17)? »

Le docteur Lélut, dans ses recherches des analogies de la folie et de la raison, n'a pas parlé de la monomanie, et, cependant c'est cet état mental surtout qui présente des difficultés.

Je ne puis d'ailleurs admettre complétement les propositions émises par M. Lélut que l'observation attentive des malades atteints de délire partiel démontre ne pas être vraies dans beaucoup de cas.

« Dans la passion, dit-il, le trouble moral est partiel, et a lieu *avec conscience;* dans la folie, le trouble moral est plus ou moins général et complexe, et a lieu *sans conscience....* Dans la passion, l'association des idées est seulement trop rapide et trop exclusive, mais elle n'est point incohérente : dans la folie, il y a, au contraire *incohérence plus ou moins générale des idées* (Lélut, p. 357). »

Des propositions formulées de cette façon ne peuvent être admises; car il y a des individus affectés de folie partielle qui ont la conscience de leur état, de leurs rapports avec la société, parfois même de leur délire ; leurs paroles sont raisonnables, leurs idées cohérentes en dehors du cercle de leur aliénation ; quelques-uns discutent et raisonnent avec logique et habileté, trouvant des motifs plausibles pour expliquer leurs actes et leurs discours.

Dans l'article monomanie du *Dictionnaire de Médecine* en 30 volumes, M. Calmeil s'est exprimé ainsi : « Le diagnostic de la monomanie est quelquefois très-embarrassant dans la folie qui paraît être purement sensoriale, purement affective ou instinctive (p. 157). »

Il ajoute qu'il existe des nuances dans les perceptions de la sensibilité viscérale, de la sensibilité extérieure et de la sensibilité morale, dans les appétits instinctifs, les actes, etc., propres à distinguer le délire partiel.

Mon ami, le docteur Delasiauve, avec lequel je suis heureux d'être en communauté d'opinion sur la plupart des points relatifs à la monomanie, pense, contrairement à ma manière de voir, que celui qui en est atteint, n'est irresponsable que lorsqu'il a agi ou s'est déterminé sous l'influence de son délire exclusif; que toutes les fois que les actes ont été accomplis en dehors de l'idée ou des idées délirantes, l'imputabilité ne saurait lui être acquise d'une manière absolue; et qu'il appartient alors aux experts ou aux juges de rechercher le degré d'influence que le sentiment malade a pu exercer sur l'action du libre arbitre.

Je serais probablement de cet avis si l'on pouvait toujours être certain du rôle plus ou moins actif que jouent les facultés malades et celles qui ne le sont pas dans les diverses monomanies ; mais comment déterminer les limites de l'action des facultés restées saines, et de celles qui sont lésées? Qui peut savoir l'influence réciproque et plus ou moins étendue qu'elles peuvent avoir les unes sur les autres? Qui peut dire si, à un moment donné, lorsqu'un acte est produit, l'altération partielle n'a pas réagi sur les facultés demeurées intactes jusque-là? Quel est l'aliéniste capable de soutenir avec certitude que, dans une monomanie quelconque, la liberté morale ne peut être entravée en dehors même de l'idée délirante? Quel est le médecin expert interrogé par les juges qui osera déclarer qu'un monomaniaque a agi, dans ce cas, librement? Pourquoi laisser aux experts et aux magistrats à décider si un aliéné jouit ou non du libre arbitre, comme si toute aliénation n'excluait pas ce dernier?

Un monomane vole parce qu'il a faim ; il frappe ou tue parce qu'il veut se sauver, ou qu'il est contrarié dans ses désirs ; il incendie pour pouvoir s'enfuir, ou parce qu'il ne comprend pas la gravité de l'acte qu'il commet, et cependant le vol, le meurtre, l'incendie, ne sont point les idées délirantes qui dominent son esprit. Peut-on dire que, dans ces cas, l'aliéné doit être responsable, et qu'il jouit de sa liberté morale?

Si, en théorie, la manière de voir de M. Delasiauve paraît avoir quelque fondement, je dois dire qu'en pratique l'application m'en paraît très-difficile ; on doit avouer cependant que la plupart des actes des monomaniaques étant le résultat de leur délire, il n'y aurait qu'un petit nombre de ces aliénés sur lesquels on ferait peser la responsabilité.

Si le docteur Delasiauve a fait une très-large part à l'imputabilité dans la monomanie, en revanche, les honorables MM. Garnier et Ott en ont fait une fort restreinte ; car ils sont d'avis que presque tous les monomaniaques doivent répondre de leurs actes. Mon opinion diffère de celle de mes deux collègues, et je persiste à croire que tous les individus atteints de monomanie sont irresponsables.

4.

Est-il possible, avec nos connaissances en pathologie mentale, de soutenir que tantôt la monomanie est une maladie et tantôt un état sain? N'est-il pas plus logique, plus juste et plus humain de considérer les monomaniaques plutôt comme des malades que comme des êtres pervers, criminels ou semblables à des bêtes fauves dont il faut se défaire à tout prix? Peut-on supposer que la monomanie est un état intermédiaire entre la raison et la folie?

Je demande à notre savant collègue, M. Garnier, de vouloir bien me permettre de lui poser cette question : Si le haut personnage dont il nous a parlé eût commis, à la Chambre des Pairs ou ailleurs, un meurtre ou un attentat quelconque, s'il eût fait un testament, une donation en faveur d'un étranger, alors qu'il était sous l'influence de sa monomanie, je le prie de me dire s'il l'aurait considéré comme responsable de ses actes?

J'ai eu l'occasion de causer, à cette époque, avec cet illustre écrivain, et pendant le temps assez long que j'ai passé avec lui, je n'ai rien noté qui pût faire croire que les brillantes facultés de son intelligence eussent éprouvé le moindre dérangement. Mais les idées délirantes qu'il manifestait dans certains moments n'étaient-elles pas suffisantes pour attester son état de monomanie? Ne dénotaient-elles pas assez la faiblesse de sa liberté morale? M. Garnier pourrait-il croire que l'ancien représentant dont il nous a dit quelques mots, pût être responsable, si la justice avait à prononcer un jugement ou un arrêt sur son compte? Ou je me trompe fort, ou il me semble qu'il n'y a pas un seul médecin aliéniste qui oserait le considérer comme un homme raisonnable.

Je voudrais répondre par quelques lignes seulement à ce qui a été dit par l'honorable M. Peisse.

S'il ne fallait que du talent, de l'esprit et une grande chaleur dans l'expression, certes, la cause qu'il a soutenue avec conviction serait gagnée, et, moins que personne, je me garderais bien de soutenir une opinion opposée à la sienne; mais les faits bien observés ne se plient pas ainsi aux idées préconçues, malgré l'habileté de ceux qui cherchent à les faire prévaloir.

M. Peisse a dit que le point où cesse de fonctionner l'intelligence normalement était très-facile à fixer, sinon en théorie, du moins dans la pratique. Il a avancé que la monomanie se trahissait rapidement et qu'elle était accessible à l'observation la plus vulgaire; qu'elle était plus ou moins confusément soupçonnée, dès ses premiers signes, par l'entourage de l'aliéné, par sa famille, par tous ceux qui ont des rapports fréquents avec lui; que c'était par les parents, les amis, qu'elle était dénoncée aux médecins; que si l'on consultait, ce n'était pas pour constater le mal, mais pour en connaître les conséquences, la gravité, la durée, etc.

Les assertions de M. Peisse sont loin d'être exactes; je soutiens que la limite qui sépare la raison de la folie et surtout de la monomanie, est quelquefois très-difficile à déterminer.

Dans le plus grand nombre des circonstances, les parents, les amis, quelquefois même les médecins des monomaniaques méconnaissent pendant longtemps la véritable situation mentale de ces derniers, et c'est parfois seulement lorsque les malades ont fait des actes d'une insigne folie, ou bien que des aliénistes ont diagnostiqué la nature du mal, qu'on cesse de se faire illusion : encore il arrive assez fréquemment que les parents et les amis ne veulent pas toujours se rendre à de tels avis, ou bien s'ils les adoptent, ils restent convaincus que l'aliénation n'existe que depuis peu, tandis qu'il est constant qu'elle dure depuis longtemps : tous les jours, les médecins aliénistes sont à même de vérifier que les faits se passent ainsi, surtout quand il s'agit d'un délire partiel.

Notre savant maître, le docteur Ferrus, a prêté l'appui de son talent et de sa haute expérience à la doctrine des monomanies, qui considère les facultés comme indépendantes ou isolées. Par quelques paroles d'un atticisme parfait, qu'on retrouve dans tout ce que dit et écrit le célèbre aliéniste, il a félicité la Société de l'intimité qui paraît vouloir s'établir entre la physiologie et les principes philosophiques.

M. Buchez a lu un long et très-intéressant *Mémoire sur les éléments pathologiques de la folie;* ce travail doit être lu en entier, car une analyse, même étendue, ne pourrait en donner qu'une idée insuffisante; je me bornerai seulement à dire que M. Buchez conclut qu'il résulte de son travail qu'il y a deux espèces de folies : « 1° les folies partielles; *monomanies* ou *lypémanies;* 2° la folie générale ou manie. »

Les stoïciens disaient que toute passion violente est une maladie ou un commencement de folie.

Cicéron, dans ses *Tusculanes* (liv. III et IV), regarde les passions comme des maladies, et il indique les moyens de les traiter.

Ph. Pinel a dit que celui qui a regardé la colère comme une fureur ou manie passagère, a exprimé une pensée très-vraie, et dont on sent d'autant plus la profondeur, qu'on a été plus à portée d'observer et de comparer un plus grand nombre d'accès de manie (*Nosographie,* p. 99).

Hauffbaüer a émis l'opinion que les grandes passions, les grands mouvements de l'âme peuvent causer un égarement momentané pendant lequel l'homme est incapable d'appliquer convenablement son intelligence à ses actions présentes ; s'il commet alors un crime ou un délit, il n'en est responsable qu'autant qu'il aurait pu prévenir cet état d'égarement (*Médecine legale des aliénés*).

M. Bellard a soutenu, dans un plaidoyer fort éloquent, qu'entre la perte éternelle ou momentanée de la raison, il n'y a de différence que la durée ; que celui dont le désespoir tourne la tête pour quelques jours ou pour quelques heures, est aussi complétement fou pendant son agitation que celui qui délire pendant beaucoup d'années.

Je partage, avec quelque restriction cependant, cette manière de voir : je pense qu'une passion violente, exclusive et dominante, entravant forcément, pendant sa durée, l'exercice de la liberté morale, doit entraîner l'irresponsabilité, si celui qui en est atteint ne l'a *pas volontairement provoquée.*

La passion poussée à l'excès est un véritable délire et l'on peut appliquer à toutes ce qu'Horace a dit de la colère : « *Ira furor brevis est.* » J'ajoute que les actes commis pendant cette monomanie passagère commandent dans leur appréciation une atténuation d'autant plus grande, que l'individu était plus ignorant et privé d'éducation morale.

La démarcation entre les actes produits par les passions et ceux qui résultent d'une lésion de la volonté, est d'autant plus difficile à établir, que les premières conduisent souvent à cette lésion. Comment reconnaître si celle-ci a été portée ou non au degré d'intensité où la volonté a dû fléchir ?

Gall a dit que tous les hommes ont le germe d'une monomanie dans la prédominance d'une passion ; en effet, lorsque les passions sont mal réglées et non maîtrisées, elles conduisent souvent à la folie, tandis que certaines d'entre elles bien dirigées peuvent contribuer à affermir la raison.

Le docteur Descuret est dans le vrai en avançant que, d'abord, elles demandent, que, plus tard, elles exigent, et qu'enfin elles contraignent. Poussées à ce dernier degré, elles sont de véritables tyrans qui asservissent entièrement la liberté.

Georget, Orfila, Bottex et quelques autres médecins n'admettent pas que les passions véhémentes puissent tellement dominer la volonté, qu'elles rendent irresponsables ceux qui les éprouvent; ils reconnaissent seulement qu'on doit les considérer comme des motifs d'excuse. Mais il est parfois très-difficile de distinguer si un acte a été commis dans un état de passion ou de monomanie. Si le moindre doute pèse sur la conscience de l'expert ou du juge, ne vaut-il pas mieux croire à l'existence de la maladie; car l'excuse, l'atténuation, c'est la flétrissure, le déshonneur pour les familles, la prison ou le bagne pour les condamnés.

Se tromper et reconnaître comme monomaniaque un individu qui est simplement sous l'influence d'une passion est, certes, une chose fâcheuse : la morale et la société demandent, dans ce cas, une réparation pour les actes commis ; mais, voir un coupable dans un aliéné et le condamner, c'est commettre un crime de lèse-humanité qu'on ne saurait trop déplorer à l'époque de civilisation où nous sommes. Trop longtemps, des juges ignorants et sanguinaires ont fait gémir dans les cachots ou jeter dans les flammes de malheureux insensés; aujourd'hui, devrait-on craindre de semblables erreurs, ou plutôt de pareils crimes, et ne serait-il pas de toute justice d'interpréter toujours en faveur de l'accusé une conviction incomplète?

Lorsqu'un monomaniaque commet un acte répréhensible, il est ordinairement arrêté, conduit en prison et confondu avec les autres prisonniers, à moins que sa folie ne soit très-manifeste; dans ce cas, il est envoyé dans un asile d'aliénés.

Mais, dans la plupart des circonstances, la monomanie est méconnue par le juge d'instruction et par la Chambre de mise en accusation, et l'individu qui en est atteint comparaît devant les tribunaux au milieu d'autres accusés. Si sa folie partielle ne s'est point déclarée par des paroles incohérentes ou par des actions insensées, ce qui arrive fréquemment, il est condamné et renvoyé en prison.

M. Ferrus (*des Prisonniers*) et le docteur Vingtrinier, médecin de Rouen (*des Aliénés dans les prisons et devant la justice*, 1852), ont signalé qu'un certain nombre de condamnés étaient aliénés à leur arrivée dans les prisons; un examen plus attentif, fait surtout par des médecins aliénistes, eût évité à ces malheureux une condamnation flétrissante.

Un monomaniaque dont les facultés morales étaient profondément perverties, mais dont les facultés intellectuelles n'offraient pas de trouble apparent, quoique sa conduite et ses actes fussent déraisonnables, avait été placé dans mon établissement, alors rue de Chaillot. Quelques mois après son entrée, il éprouvait un mieux sensible, et on lui accordait une plus grande liberté en le changeant de division. Au mois de juin 1842, six mois environ après son placement, il franchit un mur, et se sauva; les gardiens le poursuivirent sans pouvoir l'atteindre; il sortit de Paris, se dirigea vers Saint-Germain, et là, ayant faim, et sans argent, il vola un saucisson à l'étalage d'un charcutier; arrêté immédiatement, il fut conduit dans les prisons de Versailles, et condamné à *trois mois d'emprisonnement*, après *trois mois de prévention*. Pendant l'instruction, devant le tribunal et en prison, il avait pris un autre nom sous lequel il avait été condamné. A l'expiration de sa peine, il était venu à Paris couvert de haillons et de vermine pour se procurer quelque argent. Reconnu par le médecin de sa famille, il fut reconduit aussitôt dans ma maison où il raconta tout ce qui lui était arrivé. Il n'avait pas voulu décliner son nom à cause de sa famille, et il avait mieux aimé souffrir sa condamnation et supporter le régime de la prison, plutôt que de dire qui il était. Il nous fut facile de constater que son état de monomanie, loin de s'être amélioré, s'était au contraire aggravé : le désordre mental s'était étendu, et des hallucinations de plusieurs sens étaient manifestes; ses instincts et ses penchants étaient devenus indomptables (quelques années auparavant il avait donné un coup de couteau à un gardien dans un asile d'aliénés en Angleterre); il était sans cesse provoquant et très-difficile à maintenir, etc.

Cet exemple montre avec quelle négligence ou quelle légèreté peut se faire parfois l'examen des prévenus tant dans l'instruction que devant le tribunal ; il montre aussi que certains monomaniaques peuvent dissimuler leur folie de manière à tromper les juges sur leur véritable situation mentale. Il est cependant très-probable, d'après les antécédents connus du malade, et d'après l'état où il se trouvait lorsqu'il sortit de prison, que si on l'eût examiné attentivement, et surtout si l'on se fût éclairé des avis d'un médecin aliéniste, on eût reconnu des traces de sa maladie.

La folie peut être tantôt simulée, tantôt dissimulée, et alors il faut une sagacité, une expérience et une attention très-grandes pour découvrir la vérité.

Dans l'ouvrage *sur les Prisonniers,* où la psychologie des criminels est mise en regard, d'une manière si lumineuse

avec celle des aliénés, M. Ferrus a fait sentir toutes les difficultés que les hommes les plus expérimentés peuvent parfois rencontrer quand il s'agit de constater l'aliénation mentale. « S'il est difficile parfois de constater la folie là où elle
existe réellement, dit M. Ferrus, il n'est pas toujours sans
difficulté, et surtout parmi les prisonniers, de reconnaître
qu'elle n'existe pas dans les cas où elle est simulée (p. 83). »

Après avoir indiqué les caractères qui peuvent faire diagnostiquer un état de folie, M. Ferrus ajoute : « Mais nous
croyons devoir, en terminant, le répéter, il est des appréciations fort difficiles. Tel individu paraîtra raisonnable qui
sera profondément aliéné ; tandis que tel autre, par une simulation habile, paraîtra radicalement fou et sera cependant
en pleine possession de son intelligence et de sa raison
(p. 102). »

M. Ferrus a rapporté l'histoire très-curieuse d'un aliéné
qui le laissa longtemps dans le doute sur son état mental,
qui fut plus tard condamné à mort, envoyé ensuite au bagne
après sa commutation de peine aux travaux forcés à perpé-
tuité. M. Ferrus avait longtemps cru à une simulation de
folie, mais enfin il eut la conviction qu'il était réellement fou.
Il regrette d'avoir déclaré après sa guérison qu'il était capable de paraître devant la justice, car sa condamnation le ren-
dit aliéné de nouveau.

« On doit se demander d'une part, dit M. Ferrus, si, dans
le plus grand nombre des cas où les efforts de la science ne
demeurent pas inefficaces, la guérison de l'aliénation peut
être assez certaine, assez radicale pour que l'aliéné guéri,
recouvrant une entière lucidité, devienne complétement responsable de ses actes ultérieurs ; d'autre part, quand son
délire a été dangereux pour la société et qu'il l'a conduit par

exemple au meurtre, s'il serait prudent de le rendre à la liberté (p. 97). "

Il serait, en effet, très-important de pouvoir déterminer si un individu dont les accès de folie sont plus ou moins rapprochés et pouvant offrir la forme intermittente, jouit dans l'intervalle de toute sa lucidité, de toute sa liberté morale, et s'il peut, par conséquent, être responsable. Il me paraît indubitable que, dans ces circonstances, on ne saurait être assez prudent dans la déclaration à faire : il me semble que dans tous les cas où des attaques d'aliénation ont précédé l'acte perpétré, la présomption de faiblesse du libre arbitre doit être admise. Si l'individu est un monomane homicide et qu'il ait commis des meurtres ou manifesté un penchant à en commettre, on doit, même après la guérison, le retenir dans un asile spécial. Ce dernier vœu a été émis par beaucoup d'aliénistes soit en France, soit à l'étranger, et particulièrement par M. Ferrus.

« Veut-on interroger, a écrit Ph. Pinel, les aliénés sur leur état ; en général, ils éludent les questions qu'on leur fait, se bornent souvent à des réticences concertées, ou ils font des réponses en sens contraire : ce n'est qu'en les étudiant pendant plusieurs mois dans leurs propos et leur conduite, en gagnant leur confiance et en les invitant ainsi à des épanchements de cœur, qu'on peut parvenir à dévoiler leurs pensées les plus profondes (*Traité sur l'aliénation*, p. 58). "

Il est une chose vraiment affligeante et qui doit étonner, c'est de voir des hommes distingués et d'un savoir non contesté, chercher à faire prévaloir des doctrines étayées simplement sur des théories erronées, et en opposition avec des travaux nombreux basés sur des observations et des faits qu'on ne peut mettre en doute : il est, en effet, inconcevable que des personnes étrangères à la médecine mentale, dont l'étude offre tant de difficultés, même pour ceux qui y consacrent toute leur vie, veuillent expliquer théoriquement, et sans avoir observé des fous, des questions purement pathologiques.

Les médecins aliénistes de tous les pays se sont élevés avec force et avec raison contre cet empiétement illogique des philosophes et des jurisconsultes sur une science dont ils ne connaissent pas les premiers éléments.

Nous avons vu avec plaisir que le docteur Forbes-Winslow (*The journal of psychological medecine*) a protesté énergiquement contre des prétentions si peu sensées, et surtout contre l'opinion des jurisconsultes anglais, qui ne veulent pas reconnaître que la folie partielle doive entraîner l'irresponsabilité. Il s'écrie dans une juste indignation : « Partial insanity no valid excuse ; no extenuation for crime! Partial insanity no plea-no justification in criminal cases ! How monstrously unphilosophical, how wildly fallacious, how opposed to positive facts, how absurdly illogical, how grossly unjust, how repulsive, how abhorrent to every right-thinking, to every humane mind, and to every christian and philantropic heart! Apply this judicial, antiquated, and absurd dogma to the great mass of miserable and irresponsible lunatics at this moment legally in confinement, and two-thirds of them would be immediately made amenable to the law for their conduct? If partial insanity can be clearly established, who would be bold enough to declare or define the precise limits of the disease, or to sketch the boundary-line separating a responsible from an irresponsible state of mind (juillet 1854, p. 410)? »

Nous avons vu avec peine que le docteur Mayo, aliéniste distingué de la Grande-Bretagne, ne partage pas l'opinion commune de presque tous les médecins qui se sont occupés de pathologie mentale. Le numéro d'avril 1854 du journal dirigé par l'honorable docteur Forbes-Winslow contient une critique et une appréciation très-vraies qui montrent l'inanité de sa doctrine.

Les interrogatoires en matière civile se font avec une légèreté et une ignorance si complète des connaissances de psychologie légale, qu'on ne saurait trop déplorer cet état de choses et réclamer ardemment une réforme à cet égard.

Quel est le monomaniaque qui ne répondra pas sensément sur son âge, son nom, sa profession, son domicile, sa fortune, sur des chiffres, etc.?

Est-ce avoir la moindre idée de la folie partielle que de procéder ainsi et de se contenter de semblables questions pour décider si un individu en est ou non affecté?

Quand la personne soupçonnée d'insanité a répondu avec lucidité au juge qui l'interroge, elle est déclarée être, sinon saine d'esprit, du moins dans un état qui ne comporte pas la privation de ses droits civils.

Si un monomaniaque a commis un délit ou un crime, et qu'il réponde, sans délirer, devant le tribunal ou devant les assises, le ministère public, les juges et les jurés ne veulent pas le reconnaître ordinairement comme tel, lors même que des médecins spécialistes affirment qu'il est aliéné.

Il est certainement fâcheux de voir que des hommes justement honorés se croient en droit de décider, contrairement à l'opinion des experts médicaux, du sort, de la liberté, de l'honneur, de la vie de quelques accusés dont l'intégrité de la raison est plus que douteuse.

Les médecins aliénistes qui vivent au milieu de fous, qui ont fait une étude particulière de la folie, ne peuvent pas toujours distinguer, de prime abord, cette dernière; comment des magistrats et des jurés qui n'ont jamais vu d'insensés et qui n'ont pas même ouvert un livre de pathologie mentale, pourraient-ils trancher, dans quelques instants, et sur des apparences trompeuses, une question des plus graves et des plus importantes ? Aussi que de fois n'est-on pas affligé en voyant des condamnations frapper des malheureux privés de la raison !

On n'ose plus dire aujourd'hui que, si la monomanie existe, il faut *la guérir en place de Grève;* mais on agit, parfois encore, comme si on le pensait. N'avons-nous pas vu un trop grand nombre d'aliénés condamnés depuis quelques années ?

Des philosophes, des juristes, et même des médecins, on le sait, ont nié la compétence des aliénistes pour reconnaître la folie. Kant avait prétendu que les questions judiciaires relatives à l'état moral et intellectuel de l'homme pouvaient être examinées et résolues par des Facultés de philosophie. Cette prétention fut combattue par Metzger et par Hauffbaüer, professeur en droit et en philosophie, qui démontrèrent que les médecins seuls étaient propres à un pareil examen.

M. Dupin a dit qu'il n'y a pas d'affaires dans lesquelles surgissent des questions de science où l'on ne puisse parfaitement se passer de savants et se contenter de juges.

Le 30 mars 1826, MM. Dupin et Tardif rédigèrent en faveur d'un monomaniaque, M. d'Arzac, enfermé à Charenton, une consultation dans laquelle ils cherchaient à démontrer qu'il n'était pas aliéné ; ils disaient que la monomanie était *une ressource moderne* commode pour arracher les coupables à la sévérité des lois, ou priver un citoyen de sa liberté : « Quand on ne pourrait pas dire : il est coupable, on dirait : il est fou, et l'on verrait Charenton remplacer la Bastille. »

Le 13 du même mois, dix-sept jours auparavant, Esquirol, Marc et M. Ferrus avaient conclu dans leur Rapport que M. d'Arzac était aliéné depuis vingt-huit ans. C'est dans les écrits, dans les antécédents du malade que ces médecins avaient pu trouver des éléments propres à établir leurs convictions; car, pendant l'examen et l'interrogatoire de M. d'Arzac, ils n'avaient pu découvrir la moindre trace de délire.

Que pourrai-je dire de l'opinion de M. Élias Regnault, qui a cru devoir avancer que la folie étant très-difficile à reconnaître, il fallait s'en tenir au hasard, aux errements ? Les assertions de M. Élias Regnault ont été victorieusement combattues par Marc, Leuret et H. Royer-Collard.

Je me tairais sur la manière de voir émise dans le temps par le docteur Urbain Coste, qui avait prétendu qu'une personne d'un jugement sain est tout aussi compétente que le plus habile médecin aliéniste, si je ne savais qu'elle est partagée, même à notre époque, par un assez grand nombre de magistrats, par des philosophes, et peut-être par quelques confrères. On s'imagine que les aliénistes voient des fous partout et toujours; c'est probablement cette pensée si peu juste et si peu bienveillante qui a déterminé le parquet de Paris à confier l'examen des aliénés placés dans les asiles de la Seine à des médecins, fort honorables sans doute, mais étrangers aux études de médecine mentale.

M. Victor Molinier, professeur de droit criminel à Toulouse, a publié, dans les *Annales médico-psychologiques*, un article *sur la Monomanie;* je me vois dans l'obligation d'en dire quelques mots pour combattre des assertions qui me paraissent être erronées.

Je rends pleine justice au savoir et à l'intégrité de cet honorable magistrat, mais je ne puis m'empêcher de lui dire qu'après avoir lu son écrit, je suis resté convaincu qu'il n'avait jamais vu d'aliénés. Je le prie de suivre, pendant quelque temps, la clinique d'un asile d'aliénés, et d'écrire après cela une nouvelle brochure ; je ne doute pas qu'en homme sincère, en ami de la vérité, il ne modifie complétement une foule de propositions insérées dans sa Notice lue à l'Académie de Toulouse, en avril 1853.

Que peut-on répondre à M. Molinier qui écrit ceci : « Ils (les médecins) sont dans le vrai, lorsqu'ils disent devant les tribunaux que cet accusé qui a exécuté une action atroce, sans être mû par aucun mobile d'intérêt et sous la seule impulsion des facultés affectives, est un malade : ils se trompent, lorsqu'ils jugent que l'état de ce malade ôte au fait toute sa criminalité (p. 58). » Mais qui ôte donc la criminalité à un acte, si ce n'est l'état de maladie, c'est-à-dire d'aliénation mentale ? Est-ce que la loi n'est pas explicite à cet égard, en déclarant que tout individu atteint de folie ne peut être responsable de ses actions ?

Les rôles des médecins et des jurisconsultes sont parfaitement tracés, et je ne comprends pas qu'ils puissent être confondus : aux premiers, il appartient de reconnaître, d'apprécier et de juger si un individu est ou non aliéné, parce que seuls ils ont les connaissances requises pour élucider des faits qui sont du domaine pathologique. Si l'on doute de leur savoir, de leur expérience, on peut s'éclairer des lumières d'hommes de l'art plus compétents encore, ou placés dans une hiérarchie scientifique plus élevée ; mais, après leur décision sur l'existence d'un état de folie générale ou partielle, que doivent faire les magistrats et les jurés ? Peuvent-ils condamner un homme que les médecins déclarent aliéné? Quand il s'agit d'un délire général, la difficulté est toute tranchée, parce que la folie est évidente pour tout le monde; mais, lorsque c'est une monomanie, les lumières des médecins et des hommes spéciaux sont bien plus nécessaires, et rien ne saurait y suppléer.

Tant que les jurisconsultes et les philosophes voudront juger une question purement médicale sans avoir fait des études propres à les éclairer, ils commettront indubitablement des erreurs fâcheuses; tant que, sous le prétexte qu'un individu raisonne avec justesse sur une foule de points et même sur tous les points, ils voudront conclure qu'il a la liberté d'agir ou de ne pas agir, qu'il est, par conséquent, libre de sa volonté; tant qu'ils ne sauront pas que beaucoup de monomaniaques, poussés par une impulsion ou un penchant irrésistible, calculent, combinent, apprécient, jugent les actions qu'ils doivent commettre, sans s'arrêter pour cela dans l'accomplissement de leur dessein, alors même qu'il y va de leur propre intérêt, de leur existence, de l'honneur et de la vie de ceux qui leur sont le plus chers, ils prouveront évidemment qu'ils ne connaissent nullement la folie partielle; tant qu'ils refuseront de tenir compte de l'influence immense des facultés malades sur celles qui sont restées à l'état sain, de la réaction des passions, des sentiments et des penchants morbides sur l'ordre intellectuel resté à l'état normal; tant qu'ils dédaigneront de s'occuper de l'organisation individuelle et d'une foule de circonstances graves qui sont, pour le médecin spécialiste, d'un poids considérable, telles que l'hérédité, par exemple; tant qu'ils ne seront pas capables de reconnaître certains caractères, certains phénomènes plus ou moins complexes, mais très-explicites, qu'on finit par découvrir dans le plus grand nombre des monomanies, soit dans le physique, soit dans le moral, soit dans l'intellect, si ce n'est dans un moment et immédiatement, au moins dans un autre et à la longue; tant qu'ils assureront légèrement et sans preuves que la liberté morale existait là où des médecins consciencieux et éclairés ont, au contraire, dû supposer et croire, d'après leur longue expérience, qu'elle faisait défaut; tant enfin qu'ils ne prendront pas pour guide l'observation, et qu'ils ne se livreront pas à une étude sérieuse des diverses formes de l'aliénation mentale, ils trouveront constamment les médecins aliénistes en opposition avec eux.

Mais est-ce à dire, pour cela, que les médecins veuillent empiéter sur ce qui est du domaine de la justice? Nullement; car, ils se tiennent dans les limites de la science en disant : Cet homme est aliéné par tels et tels motifs, par tels ou tels caractères : nous le déclarons en notre âme et conscience, partant, nous devons penser qu'il a agi sans liberté morale, la privation ou l'affaiblissement de cette dernière étant la conséquence de toute aliénation mentale. Je le demande, après une pareille déclaration sanctionnée par des déclarations pareilles d'hommes spéciaux, les juges et les jurés peuvent-ils légalement, équitablement, logiquement, soutenir que cet homme n'est pas fou, et qu'il est responsable de ses actions? Je le répète, agir ainsi, c'est n'avoir aucune idée juste des diverses espèces de folie, c'est se méprendre complétement sur la question à résoudre. En effet, ce qu'il importe de savoir, c'est si un individu qui a fait un acte en matière civile ou criminelle, jouissait ou non de la plénitude de sa raison au moment de cet acte, et si, par conséquent, il a été libre de le faire ou de ne pas le faire, et non pas de savoir s'il a agi avec préméditation, discernement, jugement, appréciation, conscience de cet acte; car il y a des aliénés qui préméditent, discernent, jugent, apprécient,

5.

comprennent ce qu'ils font, tout en sachant que leurs actions sont contraires aux lois sociales, à la nature, à la religion, à la morale; mais ils sont entraînés irrésistiblement, fatalement, le plus souvent malgré leurs propres intérêts, malgré les sentiments les plus vifs et les plus naturels, après avoir résisté et lutté pendant un temps plus ou moins long.

M. Molinier cherche à comparer la situation de l'homme pervers, corrompu et criminel avec celle du monomane que la perversion de ses facultés morales a entraîné à commettre un délit ou un crime : il se demande si la perversion des facultés affectives tellement profonde qu'elle entraîne à des actes coupables et insolites, sans qu'il y ait absence de discernement, peut justifier la perpétration d'un fait défendu par la loi, et exécuté sous l'empire de l'impulsion résultant d'une idée fixe. Il répond que, s'il en était ainsi, la justice aurait frappé à tort presque tous les coupables (p. 67).

Quoique la séparation de l'acte criminel et de l'acte morbide ne soit pas toujours facile, qu'elle soit même, parfois, très-difficile, comme je l'ai déjà dit; quoique le délit, le crime et la passion touchent de près à la folie, en général, et à la monomanie, en particulier; quoique les passions violentes et désordonnées soient, parfois, un des caractères qui marquent le premier degré de la monomanie, il y a cependant, dans la plupart des cas, des différences qu'un médecin peut reconnaître, et qui servent à porter un diagnostic certain, si ce n'est de prime abord, du moins avec une étude persévérante et suffisamment prolongée.

Dans le crime et dans la monomanie, on observe la perversion des facultés affectives, cela est vrai; mais, dans l'une, ces facultés sont malades, et, dans l'autre, elles sont viciées seulement; ici est la passion, là est la maladie. Dans le plus grand nombre des circonstances, les antécédents peuvent mettre sur la voie de la vérité. Les phénomènes actuellement observés avec une attention scrupuleuse et avec une persévérance qui comporte un temps assez long, contribuent puissamment à éclairer les experts.

En mettant en regard comme type l'homme sous l'influence de la passion, et celui qui agit sous le poids de la maladie, on peut trouver un critérium qui serve, si ce n'est constamment, du moins fréquemment, à distinguer ces deux états si différents, quoique parfois si rapprochés.

Cette limite, qui sépare l'état physiologique de l'état pathologique, est tellement restreinte, que Montaigne a pu dire qu'entre la raison et la folie il n'y avait qu'un tour de cheville. Mais, si légère que soit cette démarcation, elle n'en existe pas moins, et celui qui est le plus capable de la déterminer est aussi celui qui a fait une étude plus spéciale de la psychologie normale et de la psychologie morbide. Or, quel homme, si ce n'est un aliéniste, a plus d'occasions d'étudier ces deux situations?

Examinons donc l'homme sous ces deux aspects d'une manière générale et sans tenir compte des exceptions plus ou moins nombreuses qui peuvent se présenter.

L'homme passionné, pervers ou criminel agit toujours dans un but égoïste, sous l'influence d'un désir désordonné, d'une passion à assouvir, d'une cupidité à contenter, de théories antisociales et subversives contraires aux idées les plus vulgaires de morale, de religion, de politique; s'il médite un délit ou un crime, il le fait en secret et dans l'ombre, et ne l'exécute qu'après avoir pris les précautions qui peuvent l'empêcher d'être découvert; il a souvent des complices et des accointances avec des malfaiteurs; il fuit après l'exécution du méfait, et le nie, tant qu'il croit que la justice n'a pas de certitude à son égard; lorsqu'il est découvert, il cherche à démontrer qu'il ne jouissait pas de toute sa raison dans le moment; il implore le bénéfice des circonstances qui peuvent atténuer l'acte commis. Sa physionomie, sa tenue, sa contenance, son langage, son éducation, son instruction, sa parenté, ses liaisons, son passé, viennent ajouter presque toujours aux preuves déjà acquises d'un état profond d'immoralité et de perversité.

L'homme perverti se présente en effet, le plus ordinairement, sous des dehors caractéristiques. Sa figure est souvent hideuse, ignoble, repoussante; ses traits sont durs et féroces; ses manières, ses propos annoncent une effronterie et un cynisme révoltants; ses habitudes sont celles de la paresse et de l'ivrognerie; sa morale est celle des escrocs, des voleurs, des assassins; elle tend, par des sophismes à leur usage, à justifier tous les attentats; son éducation est antireligieuse et ne tend qu'à la satisfaction des sens; il ne croit à rien et se moque des croyances qui font la consolation et l'espérance de la plupart des hommes; son instruction est généralement complétement nulle ou faussée et annihilée par une mauvaise direction et des principes antisociaux; ses liaisons sont suspectes, ses parents, ses amis sont ordinairement des gens corrompus, des bandits, des filles de joie; son dossier est souvent déplorable et donne la certitude qu'il a débuté de bonne heure dans la voie criminelle où il se trouve. En général, chez les voleurs et les criminels, les sentiments de la famille sont peut-être plus conservés, et dans tous les cas, moins viciés que les autres. Quelques-uns, comme l'a remarqué M. Ferrus, quoique totalement pervertis, sont cependant susceptibles de manifester des sentiments d'équité, de fidélité à leurs engagements qu'on ne devrait pas s'attendre à trouver chez eux. Le contraste entre les ordres de facultés est parfois frappant; car, l'intelligence est très-développée là où le moral est perdu ; d'autres fois, les facultés affectives et intellectuelles sont presque à l'état rudimentaire, et les notions du bien et du mal n'existent pas, tandis que les penchants et les instincts sont prédominants.

L'homme qui est en proie à une passion peut parvenir à la maîtriser, sinon toujours, du moins presque toujours, dans les premiers temps; mais, loin d'en arrêter le cours, il cède à ses incitations et s'y livre sans réserve, alors qu'il a le pouvoir de faire le contraire; l'amour, la jalousie, la haine, la vengeance, la colère, l'ambition, l'ivrognerie, l'entraînent vers le but qu'il souhaite et qu'il désire; il pourrait s'abstenir, car l'organisme et les facultés psychiques sont à l'état normal; mais il ne veut pas, et il marche sciemment et souvent avec la plénitude de sa liberté morale à la satisfaction de ses mauvais penchants, de ses instincts, et malgré les conséquences fâcheuses qui peuvent en résulter pour lui, espérant les éviter par les précautions qu'il a le soin de prendre ; l'homme passionné est ordinairement dans les limites de la raison, et ce n'est que lorsque les passions sont trop véhémentes et poussées au dernier degré qu'on peut supposer que cette limite a été franchie. Dans ce cas, seulement, il serait permis de les confondre et d'être incertain si elles sont ou non des passions ou de véritables monomanies.

L'état morbide, en général, a des caractères assez tranchés qui contribuent à le différencier de l'état physiologique. Un médecin attentif et expérimenté arrive plus ou moins promptement, dans la plupart des cas, à établir cette différence qui échappe, au contraire, à ceux qui n'ont pas l'habitude de voir des fous.

Examinons donc les aliénés et les monomanes surtout.

La monomanie, à part quelques cas assez rares, est souvent précédée, accompagnée ou suivie de phénomènes dont la juste valeur peut être seulement appréciée par des médecins spéciaux. Beaucoup de monomaniaques ont été atteints, à une époque plus ou moins éloignée, d'affections diverses telles que l'éclampsie, l'épilepsie, la chorée, l'hystérie, la méningite, la mélancolie, l'hypochondrie, les névralgies, et, parfois même, certain trouble mental. Ils ont été soumis ordinairement à l'influence de causes puissantes, telles que des chagrins, des revers de fortune, des passions véhémentes, comme l'amour, la jalousie, etc. La plupart étaient, depuis quelque temps, singuliers, bizarres, excentriques, fantasques, lunatiques, *toqués* ou maniaques, comme on le dit dans le monde; leur vie s'est passée dans une expansion continuelle au milieu de la société, ou bien dans une existence retirée, dans un état de taciturnité et d'oppression morale. Un grand nombre affichaient des pratiques religieuses outrées et avaient des idées superstitieuses poussées jusqu'à l'absurde; ils étaient d'une bigoterie insigne, d'une intolérance insupportable après avoir été libertins et incrédules. En général, les monomaniaques ont reçu de l'éducation et une instruction plus ou moins étendue; leurs familles jouissent, à juste titre, d'une honorabilité incontestable; mais, en revanche, on trouve chez les parents des circonstances qui établissent une hérédité plus ou moins directe d'une ou plusieurs affections des centres nerveux, circonstances graves et péremptoires pour les médecins, quand il s'agit de diagnostiquer un état d'aliénation mentale. L'acte est tantôt médité, préparé, calculé d'avance, avec tous les moyens nécessaires pour le faire réussir; mais, dans ce cas, les monomanes agissent contre leur propre intérêt et en dehors d'un but égoïste. S'ils cachent parfois leurs projets., ils se livrent presque toujours à la justice, restent sur le lieu de l'attentat, en racontent avec sang-froid les circonstances, et sont impassibles devant leurs victimes qu'ils ne connaissent pas quelquefois ; ils ne peuvent pas expliquer ce qu'ils ont fait, ou bien ils répondent qu'ils ont été entraînés par une force à laquelle ils n'ont pu résister ; ils n'ont ni haine ni vengeance à exercer, ni cupidité à contenter ; quelques-uns même leur sont unis par les liens d'un amour inaltérable ou d'une vive amitié ; d'autres accusent amèrement leurs proches d'odieuses trahisons et les soupçonnent d'infâmes manœuvres à leur égard.

Les monomaniaques invoquent rarement, comme circonstance atténuante, l'état mental où ils se trouvaient ; ordinairement ils affirment qu'ils n'ont pas été fous et qu'ils jouissaient de toute leur raison.

Quelques-uns cependant avouent qu'ils ont été entraînés à commettre l'action qui leur est imputée dans un moment d'égarement et de délire transitoire, et ils reconnaissent que la raison leur a fait défaut, ce qu'ils déplorent amèrement ; mais encore alors, comme chez tous ces malades, le motif est inconnu, ou futile, en dehors de toute proportion avec l'acte accompli, lequel a eu lieu dans des circonstances spéciales, extraordinaires, bizarres, anormales, et contrairement à un but égoïste.

D'autres fois, il est dû à une impulsion instinctive et irrésistible que la volonté ne peut nullement maîtriser ; le malade conserve toute la conscience et toute l'appréciation du fait ; il est sans délire apparent, mais ses efforts sont impuissants pour dompter cet entraînement morbide.

Parfois, le monomaniaque ne succombe qu'après des luttes nombreuses et incessantes ; la raison a pu se défendre pendant un certain temps contre les attaques réitérées de la folie ; mais enfin, il arrive un jour, un instant où elle faiblit sous les coups multipliés de sa redoutable ennemie.

Qui pourrait dépeindre les angoisses cruelles, la profonde et noire mélancolie, les efforts impuissants du monomaniaque, et qui sera assez téméraire pour affirmer que, puisqu'il a lutté pendant des jours, des mois, des années, il était capable de lutter encore, comme si l'homme avait la force et le pouvoir de combattre toujours, d'éviter la maladie et les conséquences morbides qu'elle amène ? Comme si sa volonté n'était pas, malgré lui, asservie aux influences pathologiques de ses facultés mentales et somatiques ? Qu'on cesse donc de parler de liberté et de volonté, lorsqu'il y a maladie ; car cette dernière, maîtresse absolue, ne saurait être prévenue ni surmontée par les premières. Les idées émises par M. Garnier sur la force de la volonté pour la vaincre ne sont nullement prouvées ni justifiées par l'observation ; la volonté la plus énergique n'empêchera jamais pas plus la fièvre qu'une pneumonie, ou qu'une monomanie. Elle pourra faire supporter avec calme et résignation le mal qui survient, mais elle sera toujours impuissante pour l'éviter et en suspendre le cours.

Les paroles suivantes du même auteur sont bien plus justes et plus vraies : « Dieu seul peut savoir quelle a été l'énergie de la volonté du fou pour lutter contre son erreur, et jusqu'à quel point il en peut être accusé. » (Garnier, t. I, p. 327.)

L'attentat est tantôt le résultat d'un acte spontané et d'un délire éclatant comme la foudre ; il est, le plus souvent alors, la conséquence d'une illusion ou d'une hallucination subite que la raison n'a pu ni prévenir ni arrêter : une voix s'est fait entendre et lui a commandé le meurtre ; Dieu lui a dit : Il faut immoler tes enfants chéris, ton épouse adorée, ton vénérable père, la mère qui t'a nourrie de son lait, et le bras s'est levé sans réflexion comme sans liberté, pour frapper des êtres tendrement aimés, et l'on voudrait prétendre que celui qui a agi ainsi est un être pervers que la justice doit punir! La mère chrétienne et vertueuse qui a voué sa vie à prodiguer ses tendres soins aux fruits de son amour, aux doux trésors de son cœur; le père honorable, entouré de l'estime publique, qui, dans un moment d'un délire passager, d'une conception insensée, d'une fausse perception, ont vu la liberté morale faiblir et leur faire défaut, seraient donc des criminels, parce qu'ils auraient porté une main fatalement homicide sur leur jeune famille qui faisait tout leur bonheur, toute leur espérance? Plus est grande l'énormité de l'attentat, et plus est grande aussi la présomption de la folie. Ne pas voir l'affaiblissement, la perte de la raison, l'esclavage du libre arbitre dans des actes qu'on ne saurait expliquer autrement d'une manière satisfaisante, c'est démontrer qu'on est entièrement étranger à la pathologie mentale, et assumer sur soi une grande responsabilité. Aussi nous n'hésitons pas à dire que, dans des cas pareils, on devrait choisir un jury dans le corps des médecins, dans celui des jurisconsultes, des philosophes, ou autres hommes qui ont fait des études en médecine légale, en physiologie, en psychologie, en morale.

Prétendre que la société et la famille seraient compromises dans leur existence et dans leurs biens, si la doctrine des monomanies venait à prévaloir, si l'on ne considérait pas comme coupables et l'on ne punissait pas comme tels ceux dont les facultés affectives sont ou paraissent seules malades, dont la liberté morale paraît ne pas être asservie, parce que les facultés intellectuelles fonctionnent ou semblent fonctionner librement, c'est avancer un sophisme d'autant plus dangereux et d'autant plus condamnable, qu'il est présenté sous les dehors de la justice et de la morale publique. On dit que l'exemple et la punition arrêtent les hommes pervers dans la perpétration du délit ou du crime. Cette assertion est loin d'être prouvée même pour les vrais coupables, pour ceux qui agissent dans la plénitude de leur raison, avec toute liberté et sous l'influence d'une passion égoïste : à MM. Ferrus, Vingtrinier, Boileau de Castelnau, H. de Castelnau, versés dans la psychologie des prisonniers, à répondre par des faits; à tous les philosophes, à tous les philanthropes, aux médecins aliénistes surtout, de soutenir que la condamnation d'un aliéné puisse jamais inspirer autre chose que de l'horreur et de l'indignation, sans prévenir les conséquences des diverses monomanies.

M. Molinier croit-il que ses raisonnements soient nouveaux ? Ne sont-ils pas, au contraire, une réminiscence d'un passé qu'on voudrait effacer de l'histoire? Aurait-il donc oublié que les arguments dont il fait usage sont ceux qui étaient employés par les juges du moyen âge que, de nos jours, certains esprits malades cherchent à glorifier, et pendant lequel les monomanes étaient *traités par le feu ?*

M. Molinier avance une assertion contraire aux faits cliniques et psychologiques, à savoir que, lorsque l'intelligence n'est pas altérée, l'aliéné ne peut être considéré comme irresponsable. Mais, l'homme n'est pas seulement un être intelligent, il est aussi, en même temps, un être moral, et avant tout, un être physique. Les diverses facultés psychiques, quoique séparées et fonctionnant isolément dans quelques circonstances, sont cependant liées, non pas *absolument*, comme le veulent certains médecins, mais de manière à faire penser qu'elles peuvent agir les unes sur les autres dans un moment donné, et déterminer sympathiquement l'état maladif de celles qui sont restées saines ; sous le rapport médico-légal surtout, on peut et on doit le supposer.

Pour que l'homme psychique existe dans toute son étendue, il faut que toutes ses facultés fonctionnent régulièrement et simultanément ; la machine humaine peut bien marcher avec un ou deux rouages ; mais alors évidemment elle ne peut remplir que très-incomplétement ses fonctions. On peut facilement supposer que la sensibilité physique soit émoussée, affaiblie ou excitée, que la motilité soit lésée sans qu'aucun désordre se manifeste d'abord dans l'intelligence et dans le moral ; de même on peut croire que l'altération ou la perversion des facultés affectives puisse se montrer sans que l'intellect et l'organe encéphalique soient altérés ; comme enfin on ne saurait douter que les facultés de l'intelligence, si ce n'est en totalité, du moins en partie, puissent parfois être malades sans que le cerveau et les sentiments soient dérangés pour cela. Mais pour que l'homme soit complet et entier dans ses manifestations psychiques, pour qu'il puisse penser, raisonner, vouloir, agir librement et sensément, il faut nécessairement le concours unanime des trois ordres de facultés ; car la raison, les sentiments, la liberté morale, la volition ne peuvent, sans cela, se montrer avec une intégrité pleine et parfaite ; c'est à cause de cette nécessité que nous regardons les monomanes comme des aliénés irresponsables dans tous les cas ; il suffit que l'intelligence soit plus ou moins atteinte dans une ou plusieurs de ses facultés, pour que l'on puisse supposer que la liberté morale soit entravée. De même, il est logique de croire que le désordre d'une ou de quelques inclinations est de nature à fausser le jugement sous certains rapports et à subjuguer la volonté.

L'aliénation mentale est constituée par la rupture de

l'équilibre et de l'harmonie qui existent entre les divers ordres des facultés cérébrales ou psychiques, dont la privation de la liberté morale est la conséquence inévitable, soit qu'il y ait ou non une lésion apparente de l'encéphale. Le libre arbitre peut être plus ou moins asservi ou affaibli, sans qu'il y ait aliénation; c'est ce qui arrive lors de la manifestation d'une passion véhémente à forme oppressive ou expansive, d'une fièvre cérébrale, d'un état d'ivresse, pendant ou après l'accès d'une affection hystérique, épileptique, cataleptique, à la suite d'une apoplexie, durant le cours d'une longue et douloureuse maladie; chez les êtres abrutis, sauvages, dont l'organisation est incomplète, dont l'éducation morale et l'instruction sont nulles.

Le défaut de liberté morale n'entraîne pas absolument l'état d'aliénation mentale, puisqu'on peut la trouver, parfois, absente dans d'autres situations; mais tout état morbide des facultés psychiques, depuis la plus simple monomanie jusqu'à la démence la plus confirmée, doit produire, à *fortiori*, l'enchaînement du libre arbitre, et partant, l'irresponsabilité dans tous les actes. Ce n'est donc point vers la recherche de l'existence, ou de la non-existence du libre arbitre qu'il importe de diriger son attention; ce serait vainement qu'on tenterait de le faire avec fruit dans la plupart des cas.

Comment constater la présence ou l'absence d'une faculté abstraite ou idéale qu'on admet, mais qu'on ne peut démontrer d'une manière rigoureuse? Mais, si l'on ne peut, *à priori*, prouver son existence, on peut toujours, *à posteriori*, prouver son absence lorsqu'on parvient à démontrer un état d'aliénation mentale quelconque. Ainsi, la seule chose à établir, c'est s'il y a ou non une affection mentale, soit qu'elle atteigne tout à la fois les divers ordres de facultés psychiques, soit qu'elle attaque d'une manière générale ou partielle un de ces ordres seulement.

Le but du médecin légiste doit tendre, tout d'abord, à diagnostiquer l'état de folie. Une fois cet état démontré, rien de plus facile que d'en tirer les conséquences rigoureuses qui en découlent et qui ne peuvent laisser les juges dans la plus légère incertitude sur l'application juridique aux divers cas soumis à leur examen.

Au médecin seul, ai-je dit, et au médecin aliéniste principalement, il appartient de décider s'il y a ou non aliénation mentale, et comme la déclaration de folie entraîne forcément la privation du libre arbitre, et partant, l'irresponsabilité, les juges ne doivent jamais pouvoir condamner un accusé après une semblable affirmation de la part des médecins experts.

Que les jurisconsultes, les philosophes et les gens du monde discutent sur l'existence ou la non-existence, ou sur le degré plus ou moins grand du libre arbitre, ils en sont les maîtres, et je dis plus, ils sont dans leur rôle et dans les limites de leur devoir ; mais ils ne peuvent pas, sans une faute grave et sans être taxés d'inconséquence, s'immiscer dans une question purement médicale qui n'est nullement de leur ressort.

La ligne qui sépare la psychologie normale et la psychologie morbide, peut laisser quelques doutes dans certains cas ; mais enfin, le médecin aliéniste est plus capable que tout autre d'en déterminer la démarcation.

On pourrait répondre que les médecins aliénistes sont loin d'être d'accord, et que leurs indécisions, leurs incertitudes, leurs tergiversations même donnent peut-être le droit de croire qu'ils ne sont pas plus aptes que des personnes étrangères à la pathologie mentale, à décider les questions qui se rattachent à la monomanie. Nous convenons, sans peine, que les opinions des aliénistes ne sont pas constamment en harmonie entre elles, et qu'il y a des dissidences sur quelques points. Mais quelles sont les sciences, à part les sciences mathématiques, dans lesquelles les hommes qui les cultivent ne diffèrent pas sous une foule de rapports? Et cependant, c'est toujours aux hommes spéciaux de chaque branche scientifique qu'on s'adresse pour juger les questions qui s'y rattachent. Est-ce que la science du droit n'offre pas des interprétations diverses et nombreuses? Est-ce qu'on ne voit pas, tous les jours, des opinions différentes se manifester sur le même point chez les magistrats et les avocats? Et toutefois, quand il s'agit d'interpréter le texte d'une loi et d'en faire l'application, va-t on consulter un médecin, un musicien ou un peintre? Non; c'est toujours aux hommes qui ont fait des études spéciales en législation et en droit qu'on demande des avis, malgré qu'on sache bien que la loi est maintes fois appliquée d'une manière différente, suivant qu'elle est interprétée par tels ou tels magistrats.

La monomanie se confond quelquefois avec la passion; cependant, que l'on n'oublie pas que les passions extrêmes, si elles ne sont pas de véritables monomanies, ou leur commencement, sont ordinairement considérées par les juges mêmes comme des états comportant fréquemment une atténuation, puisque la liberté morale est alors plus ou moins asservie.

La monomanie, aussi bornée qu'on puisse la supposer, étant un état morbide, je déclare hautement qu'il ne peut y avoir responsabilité pour ceux qui en sont atteints. Si l'on ne part pas d'un point fixe, du point pathologique, il est évident qu'on tombe dans l'erreur et dans le domaine des conjectures.

S'il était vrai qu'il y eût des monomanies sans privation de la liberté morale, il faudrait immédiatement les rayer du cadre nosologique et les classer dans les œuvres de philosophie : on devrait alors adopter cette espèce de genre hybride admis par MM. Garnier et Ott, qui tiendrait de la maladie et de la passion, et qui ne serait cependant ni l'une ni l'autre. Qu'on admette ce genre, si l'on veut ; mais, afin de couper court à toute fausse interprétation et à toute espèce de doute à cet égard, il convient de ne plus le désigner sous le nom de monomanie ; car, malgré la lumineuse distinction du docteur Delasiauve, le problème serait difficilement résolu par les juges devant la déclaration de quelques médecins qui soutiendraient d'une part, que toute monomanie étant une aliénation mentale, il ne peut y avoir de liberté morale, et de l'autre, que la monomanie peut comporter tantôt le libre arbitre, si l'acte n'est pas sous l'influence directe du délire, tantôt qu'elle entraîne l'irresponsabilité, si le délire a été le mobile de ce même acte.

Il serait indispensable aussi d'effacer les monomanies ou délires partiels de la pathologie mentale, si les prétentions de quelques jurisconsultes venaient à prévaloir, s'ils croyaient pouvoir démontrer par l'étude des lois, contrairement à l'opinion de presque tous les médecins aliénistes basée sur l'observation clinique, qu'une maladie de l'encéphale dont l'expression symptomatique se traduit seulement par un trouble des facultés morales, des penchants ou des instincts, sans réaction apparente sur les facultés intellectuelles, n'existe pas, ou que, si elle existe, elle n'entraîne pas la privation de la liberté morale.

L'impossibilité d'agir selon la raison et la morale, de ne pouvoir s'abstenir de ce qui est mal et insensé, l'entraînement irrésistible à faire ou à commettre des actes coupables, pervers, déraisonnables, lors même qu'on en a la conscience, lors même qu'on en a calculé toute la portée, toute l'étendue, toute la criminalité ; l'incapacité de diriger sa volonté, d'éviter de dire et même de faire les choses contraires à ses propres intérêts ; enfin, la lutte incessante entre le bon sens et les idées délirantes qui finissent souvent par l'emporter après de vains et pénibles efforts, sont les caractères principaux de la perte du libre arbitre résultant d'un état de folie.

L'homme peut paraître avoir ses facultés intellectuelles parfaitement libres, percevoir, concevoir, raisonner, comparer, juger, avoir de l'imagination, de la mémoire, et cependant ses facultés affectives peuvent être alors profondément lésées et sa volonté complétement nulle sous une foule de points. Pour prétendre que l'homme n'est pas fou, il faut prouver, avant tout, qu'il n'y a aucune lésion, aucun trouble ni dans l'intelligence, ni dans les sentiments, ni dans les instincts, ni dans la volonté qu'on peut considérer, à l'instar de certains philosophes, comme une faculté à part. Que ceux qui ne connaissent la folie que par des livres ne cherchent point à démontrer qu'elle ne peut exister qu'à telles ou telles conditions, car ils n'ont aucune connaissance de la psychologie morbide, et dès lors, ils sont incompétents pour juger de pareilles questions.

M. Molinier croit que tout individu qui est doué de discernement, qui a le sentiment des devoirs sociaux qu'il doit accomplir, et qui commet certains actes, alors qu'il sait que la loi les défend, est punissable.

Si M. Molinier avait fait une étude spéciale de l'aliénation, il saurait que les aliénés agissent très-souvent en connaissance de cause, qu'ils sont déterminés à commettre l'acte dont ils apprécient la gravité, sans toutefois pouvoir s'en abstenir ; en un mot, qu'ils ne sont pas libres, et, partant, qu'ils ne sont point coupables.

La citation empruntée à l'ouvrage de Rossi ne prouve qu'une chose, c'est que ce savant professeur n'avait aucune idée de la monomanie en général, et en particulier de la monomanie *bachique ;* une foule de malheureux qu'on considère comme des ivrognes ne sont que des monomaniaques poussés invinciblement à l'abus des alcooliques ; ils ne sont pas plus libres que les autres monomanes. On voit des hommes honorables, des femmes du monde les plus dignes, des mères pleines de dévouement, des épouses vertueuses, éprouver, à certaines époques, un désir pour les boissons spiritueuses que rien ne peut vaincre ; c'est une perversion morbide des instincts qui les porte à boire, et rien ne peut les arrêter ; il n'y a pas un aliéniste qui ne sache cela. Voudrait-on les rendre responsables d'actes qu'ils déplorent et qu'ils n'ont pas le pouvoir d'éviter ?

Parce qu'on a abusé du mot monomanie, parce que les avocats, et peut-être aussi quelques médecins, ont voulu voir des monomanies là où il n'y avait que passion, vice, perversité, et par conséquent criminalité, il ne s'ensuit pas pour cela que ces maladies soient imaginaires et qu'elles aient été créées pour protéger le crime et l'immoralité, pour paralyser le bras de la justice humaine, et d'ailleurs, quand bien même on aurait fait parfois une fausse application de la doctrine des monomanies, quand bien même on aurait absous un coupable présenté et considéré comme aliéné, le mal, en définitive, ne serait-il pas moins grand que si la justice avait aveuglément et rigoureusement sévi contre un malheureux malade : *Errare humanum est,* et, puisque l'homme est exposé à se tromper, son erreur

6.

ne serait-elle pas moins funeste en innocentant un vrai coupable, qu'en condamnant un innocent?

La doctrine que nous venons de développer peut bien faire absoudre un criminel, mais elle ne saurait jamais faire périr ou charger de fers un malheureux insensé. Nous demandons si, en la soutenant, nous ne rendons pas un éclatant hommage à la justice divine qui protége, à la fois, les droits sacrés de la société et ceux de l'humanité?

CONCLUSIONS.

1° Oui, il existe des monomanies, c'est-à-dire des aliénations partielles, circonscrites et limitées à l'altération des facultés intellectuelles, ou affectives, ou de la volonté.

2° Le mot *monomanie*, accepté par la science et consacré par l'usage, doit être conservé.

3° C'est à tort que quelques médecins distingués ont nié cette forme d'aliénation mentale.

4° Les termes d'*oligomanie*, de *monophrénie* et de *manie systématisée*, etc., qu'on voudrait substituer à celui de *monomanie*, n'ont d'autres avantages que d'être nouveaux.

5° L'étude de la psychologie montre qu'il n'y a pas une solidarité complète et absolue, comme on l'a prétendu, entre les diverses facultés, et surtout entre les ordres de ces facultés.

6° Celles de l'intelligence peuvent être très-développées, supérieures, brillantes chez un individu dont le moral est vicié, dont les passions sont désordonnées et les instincts féroces.

7° L'attention, la réflexion, la mémoire, l'imagination, le jugement, peuvent être presque nuls, lorsqu'il existe les plus belles qualités du cœur et les meilleurs sentiments.

8° L'entendement et le moral peuvent ne rien laisser à désirer, et la volonté être nulle ou d'une faiblesse extrême.

9° Dans l'état morbide, la solidarité n'existe pas davantage entre les ordres psychiques qui peuvent être exclusivement affectés chacun de son côté.

10° Les différentes monomanies jouent un rôle considérable dans la médecine légale psychologique.

11° Il serait très-imprudent de supprimer la dénomination d'Esquirol, admise actuellement par la majorité des magistrats.

12° Combattre et détruire l'idée qu'elle exprime, ce serait porter le doute et l'incertitude dans l'esprit des juges déjà fort peu disposés à reconnaître la compétence des médecins spéciaux.

13° Il serait à désirer que les monomaniaques fussent mieux surveillés par les familles et par l'autorité municipale; on éviterait ainsi des malheurs souvent irréparables.

14° La publicité des suicides, des homicides, etc., devrait être défendue ou restreinte à certains journaux.

15° En matière civile ou criminelle les médecins spéciaux devraient être toujours consultés quand il s'agit d'apprécier l'état mental d'un individu atteint de monomanie.

16° En cas de demande en interdiction il y aurait avantage à faire faire les interrogatoires par des médecins aliénistes en présence des magistrats.

17° Lorsque des médecins spéciaux, chargés d'examiner un individu traduit devant la justice, ont déclaré qu'il est atteint d'une aliénation mentale quelconque, les juges ne devraient jamais pouvoir le condamner sans un nouvel examen.

18° Dans ce cas l'accusé, s'il est homicide surtout, devrait être placé dans un établissement spécialement destiné aux aliénés ayant commis des délits ou des crimes.

19° L'irresponsabilité est toujours acquise par défaut de liberté morale, toutes les fois que la folie existe, n'importe à quel degré et sous quelle forme elle se montre.

20° On ne peut jamais être certain que les actes accomplis par un monomaniaque n'ont pas été la conséquence de son idée délirante; on peut croire, au contraire, qu'elle y a présidé d'une manière plus ou moins directe.

21° Lorsqu'il y a doute sur l'existence d'une monomanie, ce doute doit être interprété en faveur de celui qu'on suppose en être atteint.

22° Les passions véhémentes portées à l'extrême, enchaînant la liberté morale, doivent être considérées comme des aliénations transitoires. Elles comportent parfois l'irresponsabilité, et dans la plupart des cas, une atténuation de responsabilité.

23° Il appartient aux médecins de faire ressortir les diverses circonstances qui peuvent être invoquées pour ou contre celui qui a agi sous l'influence d'une violente passion dont l'activité morbide a pu maîtriser la volonté.

FIN.

Paris. — Imp. de W. REMQUET et Cie, rue Garancière, 5.